U0278501

Man's Search for Meaning

活出生命的意义

[美] 维克多·弗兰克尔 著

吕　娜 译

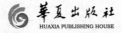

华夏出版社
HUAXIA PUBLISHING HOUSE

Man's
Search
for
Meaning

本书更多资源链接

作者弗兰克尔的传承者
罗伯特·巴恩斯博士讲述他眼中的弗兰克尔

目 录

一天早晨，我听见某人像孩子一样嚎啕大哭起来，这个人一向表现得非常勇敢和自尊，这样哭泣是因为他的鞋子已经破得无法再穿，一想到以后只能赤脚走在冰天雪地里就悲从中来。

法国人曾做过一项民意测验，结果显示，89%的被访者承认人需要"某种东西"才能活下去。另有61%的人承认自己的生活中确有某种东西或者某个人是自己愿意为之献出生命的。

一定程度的冲突是正常的、健康的。人对于生命价值的担心乃至绝望是一种存在之焦虑，而绝非心理疾病。

知道为什么而活的人，便能生存。

前言

哈洛德·库希纳

亲爱的读者，如果在您一生的阅读体验中，能够拥有这样一本书，它其中的某个篇章或者包含的某种思想不仅能触动您的灵魂并且能引领它与之共舞，甚至改变您的日常生活与命运，那这样的书您一定要常常翻阅，并像对待珍宝一样小心呵护。而维克多·弗兰克尔的《活出生命的意义》作为当代最伟大的著作之一，正是这样的一部作品。

这是一本讲述生存问题的书。和20世纪30年代德国与东欧的许多犹太人一样，二战之初，弗兰克尔也自认为可以逃过一劫，但他还是没能躲过席卷整个欧洲的纳粹种族灭绝运动。不幸的是，他最终被关押到曾被称作"死亡工厂"的奥斯维辛集中营，但幸运的是，他奇迹般地活了下来，成为《圣经》里那个"幸免于难的人"。在此书中，他很少谈及自己在集中营里忍受的常人无法想象的艰辛、苦难与摧残，而是更多地谈论那些让人坚强地活下去的勇气。"知道为什么而活的人，便能生存。"——他很欣赏尼采的这句话，并在书中多次引用。他对那些因放弃对未来的渴望而放弃生命的狱友嗤之以鼻，因为这些人死亡的原因不是因为食物或药品的匮乏，而是因为缺失对未来的渴望和不知道自己为什么而活。弗兰克尔则不同，他心中无时无刻不牵挂着自己的妻子，内心充满了思念，因而怀着强烈的求生欲望期盼有朝一日能够活着与爱妻重逢。他还不断梦想战后能够到各地举办心理方面的专题讲座，其内容正与他在奥斯维辛集中营的种种经历相关。可能会令人们产生疑惑的是：在集中营里显然并不是拥有强烈求生欲望的人就一定能够活下来，有人由于身染恶疾，有人由于焚烧炉的吞噬，最终都难逃死亡厄运。但弗兰克尔关注的并非多数人丧生的原因，而是为什么有些人能够幸免于难。

奥斯维辛的经历不啻于一场噩梦，但这段不堪回首的往事反而强化了弗兰克尔的核心理念：生活并非弗洛伊德所宣扬的那样，只是简单地祈求快乐，也并非阿德勒所教导的那样，只是为了争权夺利。人们活着是为了寻找生命的意义，这也是人们一生中被赋予的最艰巨的使命。弗兰克尔发现可能找寻到生命意义的三个途径：工作（做有意义的事）、爱（关爱他人）以及拥有克服困难的勇气。苦难本身毫无意义，但我们可以通过自身对苦难的反应赋予其意义。弗兰克尔指出，"在苦难中，一个人可能仍然保持勇敢、自尊、无私，也可能为了自我保护在激烈的斗争中丧失了人的尊严而无异于低等动物"。他承认在纳粹集中营里，只有少数人可以像前者那样活，"而且，仅仅这样一个事例就足以证明——人的内在力量是可以改变其外在命运的"。

最后，弗兰克尔最具持久力的观点，正是我在生活以及无数的咨询中一直呼吁的：一些不可控的力量可能会拿走你很多东西，但它唯一无法剥夺的是你自主选择如何应对不同处境的自由。你无法控制生命中会发生什么，但你可以控制面对这些事情时自己的情绪与行动。

在亚瑟·米勒的剧本——《维希事件》（Incident at Vichy）中有一幕，讲的是某位中产阶级上层的绅士向占领他所在城市的纳粹军官出示自己的各种荣誉证书，包括大学毕业证、杰出市民推荐信等等。纳粹军官问道："这就是你所有的东西吗?"绅士点点头。纳粹军官立即将这些东西揉成一团，扔进了废纸篓，告诉他，"很好，现在你什么都没了"。于是，绅士彻底崩溃了，因为于他而言，做人的尊严依存于别人对自己的尊重，没有尊严，精神也随之崩溃。对此，弗兰克尔会争辩说："只要我们拥有自主选择如何应对处境的自由，我们就不会一无所有。"

我在公理教会的经验也充分证明了弗兰克尔所洞察到的这个真理。我认识的一些成功人士一退休就失去了生活的热情。工作使他们的生活有意义，甚至还成为唯一赋予他们生活意义的事，一旦没了工作，他们便日复一日地呆坐家中，因"无所事事"而愁眉苦脸。与此相反，我还认识一些人，他们因为相信总会有出头之日而勇于挑战持久的苦难和困境。好比有些罹患重病者，无论是为了延长有生之日好分享整个家庭的大事件，还是期待医生通过研究他们的病症找到治疗之策，任何一个活下去的理由都使得他们能够忍受病痛的煎熬。总之，拥有一个活下去的"理由"让这些身患重病者能够承受这样活着的"方式"。

我的亲身经历也在另一方面回应了弗兰克尔提出的理念。我在《当好人遭难时》（When Bad Things Happen to Good People）一书中讲述了自己如何在艰难的思想斗争中逐渐接纳了儿子的疾病与死亡，因而使该书具有了广泛的影响力和可信度。而弗兰克尔的存在（主义）分析治疗的理念是通过引导灵魂找到生活的意义而治愈心灵创伤，他通过积极抵抗奥斯维辛集中营里的极度痛苦并存活下来的事实使其理念获得可信度。如果没有第一部分的经历，本书的后半部分将无法给人留下深刻印象。

由著名心理学家戈登·奥尔波特为 1962 年版的《活出生命的意义》撰写前言很有意义，而新版本的前言则是由牧师写的。我们逐渐认可这是一本意义隽永的宗教书籍。本书认为，生活是充满意义的，人们要摈弃环境的侵扰，学会追寻生活的意义。它还强调，生活是有终极目的存在的。另外，在原版中，附言之前还有一句 20 世纪使用最多的宗教（religious）语句：

> 我们最终认识了人类的本来面目。切记，人类不仅指那些发明了奥斯维辛毒气室的人，也指那些唇边默颂上帝或圣母玛利亚并径直走进毒气室的人。

哈洛德·库希纳，犹太教圣殿奖得主，现居马萨诸塞州的纳提克。作为一名畅销书作者，他出版了《当好人遭难时》、《亦真亦幻的生活事项》以及《欲望无边》三本著作。

自 序

维克多·弗兰克尔

目前，这本书已用英文印刷了 100 多版，还以其他 21 种语言出版。其中，仅英文版销量已突破 300 万册。

这些不争的事实也是美国报业和美国电视台的记者开始采访我的原因，他们通常在罗列这些数据之后惊叹道："弗兰克尔博士，你的书成了真正的畅销书——对此成就你有何感想？"每到这时，我就会如实相告，我压根没有以畅销书作者的身份去看待这本书，也没有把它作为一种成就。就我个人而言，更愿意把这本书看作对我们这个时期困境的一种表达：如果数以千万的读者去购买一本标明能解决有关生活意义问题的书，那说明这个问题一定是当下最急需解决的。

当然，书中的某些其他内容可能也加强了本书的冲击力。例如，书的第二部分是理论部分（存在主义分析治疗），浓缩了第一部分的精华。第一部分是自传部分（集中营的经历），是对我理论存在的明证，两部分共同加强了本书的可信度。

在我1945年提笔创作这部作品时，我并没有太多的想法。在随后的九天时间里，我一直坚持要匿名出版这部作品。事实上，最早出版的德语版上并没有出现我的名字，但在出版前的最后关头，在朋友的劝说下，我勉强在扉页上印上了自己的名字。起初我是抱有一种坚定的信念：这是一部匿名作品，它不会给作者在文学方面带来什么声誉。我的初衷很简单，只是想通过具体的事例向读者传递一种观点——生命在任何条件下都有意义，即便是在最为恶劣的情形下。如果这种观点在某些极端的环境中得到验证，我的作品或许会引起人们的关注。因此，我认为我有责任将自己的经历写下来，或许对那些绝望中的人们会有所帮助。

让我惊讶而又感到非同寻常的是，在我的众多著作中，恰恰是这本我原来打算匿名的书出乎意料地给我带来了极大的成功。因此，我再三叮嘱我在欧洲和美国的学生："不要只想着成功——你越想成功，就越容易失败。成功就像幸福一样，可遇而不可求。它是一种自然而然的产物，是一个人无意识地投身于某一伟大的事业时产生的衍生品，或者是为他人奉献时的副产品。幸福总会降临的，成功也同样：常常是无心插柳柳成荫。我希望你们的一切行为服从良心，并用知识去实现它。总有一天你会发现，当然是相当长的时间之后——注意，我说的是很长一段时间后！——正是由于这种不关注，成功将降临于你。"

读者可能会问为什么在希特勒占领奥地利后我不设法逃离险境。就让我的回忆来回答这个问题吧。在美国参加二战后不久，我接到了让我去美国驻维也纳领事馆领取移民签证的邀请。年迈的父母闻讯后欣喜万分，他们一直指望着我能够平安离开奥地利，然而我却变得有些犹豫。我真能忍心撇下双亲，让他们独自面对等待着被送往集中营的厄运吗？身为儿子，我的责任在哪里？我应该移居到一块能够让我安心创作的乐土吗？是集中精力发展我的意义疗法，还是应该担负起儿女真正的责任，尽一切可能保护父母？我左思右想，实在想不出更好的办法；这也是一种两难境地，人们通常希望得到"上苍的暗示"。

正在此时，我注意到了我家桌子上的一块大理石。我向父亲问起它的来历，他告诉我说，这是他在被纳粹焚烧的维也纳最大的犹太会遗址上发现的。他把这块石头带回了家，因为上面镌刻了《十诫》的部分内容。父亲向我解释那些希伯莱文字说，它代表了《十诫》中的一条。我急忙问道："是哪一条？"他答道："荣耀你的父母，地上的生命将能得到延续。"就在这一刹那，我决定留下来，陪伴我的父母，就让美国签证过期吧。

第一部分 《《 ....

在集中营的经历

《《 ....

首先申明，这并不是对某些事实的陈述，而是有关我个人经历的记录，同时也是对数以百万的囚徒经历过的事件的记录。这是由一名集中营的幸存者亲口讲述的故事。故事的焦点不是大家常听到的有关集中营的恐怖遭遇，而是一些小的磨难。换句话说，就是想要回答一个问题：集中营的日常生活是如何反映在普通囚徒的思想中的?

　　文中所描述的多数事件并不发生在诸如奥斯维辛这样著名的大集中营，而是一些小的集中营，事实上死亡大多发生在这些小集中营。本书的主人公不是平日里受人景仰的大英雄、烈士，也不是那些有名的囚头——就是狱中充当临时财产托管人并享有特权的囚犯——或者一些有名的囚徒。本书不是名人的受难记，而是将注意力集中在那些不为人所知、没有记录在案的遇难者所遭受的磨难和死亡。书中讲述的正是这些普通的囚徒，他们没有戴着表明身份和特权的袖箍，却时常遭到囚头的轻视。当普通囚徒饥寒交迫时，囚头们却衣食无忧。不夸张地说，许多囚头在集中营的日子甚至要比以前任何时候都好。与看守相比，这些人更为凶狠，在鞭打囚徒时更为残忍。当然，集中营挑选这一类人也有自己的标准，那就是性格要适合这份工作，而且，一旦这些人没有遵照指令完成任务，那么他们的职位也会不保。不久，他们就会变得与纳粹的看守一样。人们可以以纳粹看守的心理来判断这些人的心理状态。

对于没有经历过集中营生活的人来说，很容易对有过这种经历的人抱有一种错误的同情心态。外人对于囚徒之间为了生存的残酷斗争一无所知。这是一场为了每天的面包、为了生活、为了朋友的斗争。

首先让我以一次转移为例：有时集中营会将某囚犯转

移到另一集中营。但通常情况下，这种迁徙就是一次死亡之旅，终点站是毒气室。转移的囚犯多半是那些基本丧失劳动力的体弱多病者，他们会被送往设有毒气室和焚烧炉的中心集中营。谁将成为死亡之旅成员的选择过程，意味着囚徒个人之间或者群体之间将会为了争取自由和生存而斗争。其中，最重要的是将自己或朋友的名字从旅客名单中划去，尽管每个人心里都明白，自己或朋友的胜出就意味着另一个的死亡。

每次转移都会转走一定数量的囚徒。这没有什么值得大惊小怪的，所有的囚徒都只是某个号码而已。在进入集中营时（至少在奥斯维辛如此），他们所有的个人文件或财产就被全部没收，因此，所有人都有机会提供虚假的个人信息，事实上，出于种种原因，很多人都是这样做的。监狱当局关心的只是犯人的号码。这些号码通常会刺在囚徒的皮肤上，并且还要缝在裤子、茄克或上衣的某个醒目位置。看守如果想要指控某人，只需轻轻瞟一眼对方记住号码就可以了（可以想象我们是如此害怕这一瞟吧！）。

他们从不会去问囚犯姓甚名谁。

让我们重新回到这个话题。人们没有时间也没欲望去考虑道德和伦理问题。每个人的脑海中只有一个想法：为了家中等待着他归来的亲人，他必须要活下来并保护自己的朋友。因此，他会尽量设法使另一个囚徒、另一个号码来取代他在名单中的位置。

如前所述，挑选囚头是个被动的过程。只有最残忍的囚徒才能被选中（当然也有一些让人高兴的例外）。但除了党卫军的被动选择外，囚犯当中还有一种自主选择囚头的过程。一般来说，只有那些经历过集中营的数次转移、在生存斗争中已经无所顾忌的人才能活下来。为了生存，他们可以使用一切手段，诸如人格，甚至还有暴力、偷窃和出卖朋友。我们这种人之所以能够存活，纯属幸运和上天的庇佑——不管你怎么说——我们当中最优秀的却没有我们这么幸运。

有关集中营的真实情况在各种档案和卷宗中随处可见。在这本书中，这种真实情况只是与某个人有直接关系时才具有意义。这些真实的经历正是本文所有叙述的重点。对于曾经的集中营囚徒来说，本书想要尝试用今天的视角来解释过去的那段经历。对于未曾经历集中营囚徒生活的人来说，本书将有助于他们全面了解，最重要的是理解为数不多的幸存者的经历，进而意识到他们今天所面临的艰辛生活。这些幸存者常说："我们不喜欢谈论我们的过去。对于经历过这场噩梦的人来说，所有的解释都是多余的，而对于没有这种经历的人来说，他们不会理解我们过去的感受，也不会理解我们现在的感觉。"

要用心理学所要求的某种严格方法来对这样的主题进行解释和陈述是有一定难度的。但如果这个旁观者本身就是囚徒，他还会具有客观性吗？旁观者可能具有客观性，但这并不意味着他一定能够做出有价值的判断。只有亲身经历过这一切的人才会知道这种价值所在。其价值判断有可能不是那么客观；其评价也有可能不那么公正。这都是不可避免的。试图完全摒弃所有的个人偏见，正是此类著作面临的难题。有时在提及自己过去的经历时，人们是需要一定勇气的。在创作这部作品时，我曾想过匿名发表，用我在狱中的号码来代替姓名。但在作品完成后，我突然意识到，如果匿名出版，这部作品的价值将大打折扣，我必须鼓起勇气署名公开发表。因此，我没有删减任何内容，尽管我本人并没有什么表现癖。

我没有从书中提炼出任何纯粹的理论，如果有人愿意，可以尝试。这样做可能会大大丰富囚犯心理学。这种始于一战之后的心理学研究让我们知道了"铁丝网综合症"。我们还要感谢二战，它丰富了"大众心理学"的知识（如果有必要，我可以引用由勒布朗创作的众所周知的短语和书名），因为战争引发了神经之战，战争给了我集中营。

这个故事记录了我作为一名普通囚徒的经历。首先，我要自豪地强调一点：除最后几周以外，我在集中营里没有当过精神病医生，甚至连医生也没做过。我的几名同行却很幸运地受雇到急救站工作，尽管这些破败的急救站只能提供碎纸做的绷带，但这种轻松的工作还是令人羡慕。

而收监号码为 119104 的我，大部分时间只能干挖铁路、铺轨道这样的重体力活。例如，有一回，我的工作就是独自挖一条大路上的排水管道。好在这样的工作是有报酬的。1944 年圣诞节前夕，有人送我一份所谓"奖赏券"的礼物。这是建筑公司专为我们这些卖身当奴隶的人发行的：公司向集中营当局支付以每人每天为单位的固定报酬。每张奖券实际相当于 50 芬尼，通常在几周后，一张奖券可换取六支香烟，尽管有时会失效。手头有 12 支香烟，我的自豪感便油然而生。但更重要的是，这些香烟还可以换取 12 份汤，这些汤足以暂时抵挡饥饿。

实际上，只有囚头狱霸才有吸烟的特权，他们每周能获得定额奖券。仓库和车间囚徒的管理员们也可以吸烟，他们可以收到一些人为调离危险工作而行贿的香烟。而那些失去生活信心，打算"享受"最后几天监狱生活的犯人则是吸烟者当中的特例。每当看到狱友吸烟时，我们就知道他已失去了生活下去的勇气。勇气一旦失去，几乎就不可能再挽回。

人们在查阅依据囚徒的观察与经历撰写而成的大量死亡报告时显然可以发现，囚徒对集中营生活的精神反应可以被划分为三个阶段：收容阶段、适应阶段、释放与解放阶段。

　　第一阶段显露的症状是惊恐，有时，这种恐惧在进入集中营之前就已经产生了。下面我要讲述的是自己刚刚进入集中营的感受。

　　坐了几天几夜的火车，1500人最终被押送到集中营。火车的每个车厢都要容纳80人，而所有人只能躺在自己的行李上，守着所剩无几的个人财产。车厢内拥挤不堪，只有些许灰暗的曙光从车窗顶部透射进来。人人都期待火车能开到某家军工厂，我们只是被送到那里从事强制劳动的，但没人知道此刻我们的火车是仍在西西里亚还是已经到了波兰。火车不断地发出怪诞的嘶鸣，像是因怜悯这些注定走向地狱的人们而发出的求助呼喊。当火车进入岔道，显然是要驶入大站时，焦虑的乘客中突然发出一声惊呼："站牌，奥斯维辛！"霎那间，每个人都心跳骤停。

　　　　　　　　　　　　　活出生命的意义 ▶

奥斯维辛——这个名字代表着所有的恐怖：毒气室、焚烧炉、大屠杀。火车慢慢地，犹豫地继续行驶，似乎也在尽可能地拖延乘客意识到恐惧的时间，哦！这就是奥斯维辛了！

黎明已至，集中营的庞大轮廓渐渐清晰。长长的铁丝网、岗楼、探照灯，还有几排衣衫褴褛的囚徒在暗淡的曙光中沿着笔直而荒凉的大道走向无人知晓的目的地。我们的耳边不时传来零星的传令与哨声，这些声音的确切含义我无从得知，但它们让人心中自然浮现出一幅吊着人的绞刑架的恐怖场景。除了极度惊恐，我没有其他感觉。从那一刻起，我们不得不逐渐适应这种极度恐慌的状态，直至习以为常。

终于，我们进站了，车厢里最初的寂静被粗暴刺耳的命令声打破，从那时起，这成为了我们在集中营最常听到的声音。它有时极其近似于垂死者最后的哀号，但又有所不同，因为这是一种刺耳的嘶哑声，像是一个持续遭受砍杀之痛的人从喉咙里不断发出的惨叫。车厢门被推开，一小队犯人蜂拥而入。这些人穿着条纹囚服，头发剃得精光，看起来营养不错，说各种各样的欧洲语言，都带着这一环境中听起来十分怪异的幽默感。仿佛一个快要淹死的人抓住了救命稻草一样，天生乐观的我（乐观情绪经常主宰着我的情感，连最绝望时也是如此）常常想：这些囚徒看起来身体健康、情绪高昂，还时常笑哈哈的，说不定我也能获得他们这样好的待遇呢。

精神病学中有一种被称作"暂缓性迷惑"的状态。被宣布处决的人在行刑前的最后时刻会产生死刑可能暂缓执行的幻觉。我们也抱着这种希望，相信最后的结果不至于太糟。囚徒们胖乎乎、红润润的面庞就是对我们极大的鼓舞。其实，我们并不知道，几年来日复一日跑到车站接新囚徒的这些人是经过特别挑选的"精英"。他们负责接管新囚徒及其行李，这些行李中藏着稀有物品和原本严禁携带的珠宝。欧洲战争的最后几年，奥斯维辛一定算得上一个奇特的地方，不论在大仓库里还是党卫军手中，金、银和钻石等罕见珠宝随处可见。

1500 名囚徒一股脑儿地被关进了最多只能容纳200 人的棚屋里。饥寒交迫的我们挤在一起，屋子拥挤到几乎无法蹲下的地步，更不用说躺着了。一块五盎司重的面包是我们四天里唯一的食物。然而我却听到一名负责棚屋的高级囚徒与一名接待队成员就一枚白金和钻石制成的领带夹讨价还价，一番争执得来的大部分收益将被用做购买杜松子酒。我记不清度过一个"快乐夜晚"需要买几千马克的杜松子酒了，但我知道那些刑期漫长的囚徒确实需要借酒消愁。在这种环境下，谁会责怪他们用酒精来麻醉自己呢？还有一些囚徒可以得到党卫军无限量提供的饮料，他们就是在毒气室和焚烧室工作的囚徒，他们也十分清楚自己终有一天会被一拨新人所替代。那时，他们不再是行刑者，而是成了受刑者。

在我们这拨被转移的犯人中，几乎人人都抱着可能会被缓期执行的幻想，也总觉得事情会有转机，因此对眼前的潜在危机视而不见。我们接到通知，要将行李留在车上，所有人员排成两队——男女各一队——列队从党卫军的一名高级军官面前走过。令人惊奇的是，我居然有勇气将帆布背包藏在外衣里。我这一队人一个个地从这位高级军官面前走过，如果被他发现，我就危险了。根据过去的经验，我知道他至少会把我打翻在地。走到他面前，我本能地挺直腰板以防秘密被识破。我与他面对面，他瘦高个子，穿着干净整齐的制服，与我们这些经过长途跋涉脏乱不堪的人形成鲜明的对比。他一副漫不经心的样子，左手托着右肘，右手的食指懒洋洋地朝左右指点。没人知道他指指点点中隐藏的险恶用意，他一会儿朝右指指，一会儿朝左指指，但朝左指得更频繁些。

　　快轮到我时，旁边的一个人轻轻告诉我，分到右边的是干活的人，分到左边的是老弱病残、不能干活的人，这些人要被送到特殊营地。我静静地等待着这第一次并且后来反复出现的过程的到来。帆布背包压得我略微向左倾斜一点儿，我就用力挺直腰板。党卫军军官仔细审视我，好像很犹豫，然后把双手放在我肩上。我尽量表现得很精干，他慢慢地向右转动我的双肩，我便顺势朝右转了过去。

晚上，我们了解到那位军官指指点点背后的一些重要知识。这次是我们遇到的第一次挑选，也是生死攸关的判决。经过这次判决，在这批被转移的人中，大约 90% 的人要走向死亡。死亡判决是在进入站台后的几个小时之内就执行生效的。分到左边的那些人将从站台直接行进到焚烧室。在焚烧室干活的一名工友告诉我，焚烧室的门上用几种欧洲文字写着"澡堂"二字。每个囚徒进去时手里都拿着一块香皂。谢天谢地，我不用描述随后发生的事件了吧。最后的结果可想而之，许多书中都描述了这一恐怖的过程。

晚上，我们这批活下来的少数人才听到这个噩耗。我向待在那里时间较长的囚徒询问我的同事和朋友 P 被送到哪里了。

"他分到左边了吗?"

"是的。"我答道。

"那你可以在那里见到他。"他告诉我。

"哪里?"我追问了一句。他随手指向几百码外的烟囱，烟囱里冒出的一串串火苗映照着波兰灰暗的天空，又慢慢融入幽暗的烟云。

"你的朋友正慢慢地飘向天空。"他答道。起初我不太理解，直到后来有人用通俗的语言做了解释，我才明白他那句话的真正含义。

我不想就此多说一句。从心理学角度讲，从拂晓时分到达车站一直到在营地度过第一夜，在我们心中，这是一个漫长的过程。

在荷枪实弹的党卫军护送下，我们跑步从火车站出发，经过带电的铁丝网，穿过集中营，到达清洁站。在那里，我们这些初次被筛选出来能活着的人，真正地洗了个澡。被缓期执行的幻觉也得到了证实。奇怪的是，那些党卫军看起来极具友好的魅力，其中的原因不久就被我们找到了。他们在看中我们的腕表并婉言说服我们交出来时，显得极其友好。难道我们不该向这些友好人士上交那些财产吗？难道这样的好人不该拥有这块手表吗？也许有一天他们会报答我们。

当我们在貌似消毒室的屋子里等待时，党卫军来了。他们在地上铺开一块毯子，让我们把所有的财物包括手表和珠宝都扔到上面。一些天真的人还问他们能否保留一枚戒指、一块奖牌或一件幸运物，这惹得那些老道的囚徒发出阵阵笑声，他们在嘲笑这些天真的人尚未意识到自己的财产都要被剥夺的事实。

出于想结交一位老囚徒当知心朋友的愿望，我偷偷靠近了他们当中的一位，指着自己上衣口袋中的一卷纸说："嗨，这是一本科学著作的手稿。我知道你会讲，能够活命就谢天谢地了，还谈什么手稿。但手稿是我活下来的唯一希望。要相信命运，但我无法控制自己，我要不惜一切代价保留这个耗尽我毕生精力的手稿。你能理解吗?"

我感觉到他开始理解了，脸上慢慢露出一丝笑容，起先是哀怨的苦笑，随即转化成嘲讽的和侮辱的笑容。最后，他甩给我一句囚徒们常用的狠话："狗屁!"那一刻，我懂得了一个简单的道理，心理上也达到了第一阶段反应的极点——我否定了自己的前半生。

我们一直站着，面无血色、惶惶不安、绝望地争论着。突然，人群中一阵骚动，我们再次听到了嘶哑的命令声。随即，我们被推推搡搡地赶进了澡堂的前厅，按要求围拢在等候我们的党卫军周围。他命令道："给你们两分钟时间，我用表计时。两分钟内，你们必须脱去所有的衣服，把所有东西放在你们站立的地方。除了鞋、皮带和吊带或捆扎带之外，其他一律不得带走。计时——开始!"

囚徒们以不可思议的飞快速度脱去外套。随着时间的临近，他们越来越紧张，慌乱而笨拙地脱去内衣，解开皮带和鞋带。然后，第一道皮鞭抽打在赤裸身体上发出的清脆声响传来，鞭打的声音让空气中的紧张气息更加凝重。

紧接着，我们被赶进另一间屋里剃头。在那里，不仅要把头发剃光，连整个身体也要毫发无存。随后被赶进浴室，我们排着队，彼此已无法辨识。直到看到真正的水从喷头流出，我们悬着的心才算放了下来。

等待淋浴时，赤条条的身体使我们意识到：除了赤裸的身体，如今我们真的是一无所有。前半生挣下的财富还剩什么？现在，眼镜和皮带就是我的全部财产。我后来用皮带换了块面包，原来拥有一条皮带还会带来这样令人激动的结果。晚上，负责我们棚屋的高级囚徒来给我们训话，他以人格担保，如果有人敢将钱和珠宝藏进皮带夹层，他会亲手把这个人吊起来，"就在那根横梁上"，他用手指了指，还自豪地解释说，作为高级囚徒，集中营赋予他这么做的特权。

关于鞋子，事情也没有想象的那么简单。我们可以穿鞋，但穿高档鞋子的人就得忍痛割爱，换来的只是一双并不合脚的鞋。一些囚徒则陷入了真正的麻烦，他们听取了接待室里那些高级囚徒的善意建议，剪去长筒靴的上部使其变短，并在剪口处抹上肥皂加以掩饰。党卫军似乎早有预料，所有剪过靴子的同谋被关进隔壁的房间。不一会，我们就听到了皮鞭的抽打声和人们的惨叫，而且持续了很长时间。

我们抱有的幻想一个接一个地破灭，出乎意料的是，大多数人开始被冷酷的幽默感战胜。此刻，我们知道，除了赤裸裸的身躯之外自己真的是一无所有了。淋浴时，我们尽情地开玩笑，既取笑自己也取笑别人，也为真正的水从浴室的喷头里流出来而深感庆幸。

除了奇怪的幽默感，我们还有一种感觉，那就是好奇。在陌生环境里我们都曾经历过这样的感觉。在登山遇险的关键时刻，人们只会有一种感觉，即好奇。人们会好奇自己能否脱险，好奇自己将会粉身碎骨还是仅仅受点儿轻伤。

在奥斯维辛，这种冷酷的好奇心更加强烈。从某种意义上讲，思想脱离了周遭的客观环境，这完全是出于一种自我保护。人们迫切地想知道今后会发生什么，结果又怎样。比如，我们常常设想自己洗完澡后赤裸裸、湿漉漉地站在深秋的寒风中，该是什么结果。随后的几天，我们的好奇变成了惊讶，惊讶的是我们居然没有感冒。

许多类似的好奇接踵而来，不断地满足着这些新囚徒。一名医生甚至惊呼："教科书在撒谎！"教科书上说，当睡眠时间不足规定的小时数时，人就不能生存，错！我也一直确信有些事情我做不到：没有这个我不能入睡，没有那个或别的什么我不能生存。来到奥斯维辛的第一个晚上，我们睡上下铺，每层床铺（约 6.5 到 8 英尺）睡 9 个人。我们直接睡在木板上，9 人合用两条毯子，大家只好侧身挤在一起，由于天气寒冷，挤在一起感觉不错。虽然曾被禁止将鞋带上床，一些人还是悄悄把沾满泥浆的鞋子当枕头。否则，我们只能头枕着自己白天累到几乎脱臼的臂弯入睡。每当睡意袭来，我们便可以在几个小时里忘却痛苦，解脱自己。

我还想提到关于我们究竟能忍受多少痛苦的一些惊奇发现：在这里，我们无法刷牙，且严重缺乏维生素，但与以前相比，我们的胃变得健康多了；半年来，我们穿着完全失去本来面目的同一件衬衫；有时因水管冻结，我们许多天不能洗漱，甚至身体的局部擦洗也不可能，劳动后的双手肮脏不堪，可手上的疮和擦伤从不化脓（除非有冻疮）；再如，一些人原来睡眠很轻，隔壁房间一丝微弱的声响都有可能搅得他彻夜难眠，而现在即便是与相隔几英寸、鼾声如雷的其他囚徒挤在一起，他们也能安然入睡。

如果现在有人问我们陀思妥耶夫斯基"把人定义为可以习惯任何事物的种群"的观点是否正确，我们肯定会回答："是的，人可以习惯任何事物，但请不要问我们是如何习惯的。"我们的心理调查还没到达那么深入的程度，囚徒的心理也没有达到能够习惯的程度。到目前为止，我们仍处于心理反应的第一阶段。

几乎每个人都动过自杀的念头，这种念头源于绝望的处境，源于时时刻刻笼罩着的死亡危险和不断接近他人的死亡的事实。就后面提到的个人坚定信念而言，在集中营的第一个夜晚，我发誓永远不去"触碰铁丝网"——这是集中营里常用来描述一种流行的自杀方式的用语，即触带电的铁丝网自杀。尽管做出自杀的决定一点也不难，但自杀没有任何意义。对每个囚徒而言，存活的机会都微乎其微，人们并没有把握自己能够成为闯过道道关口的少数幸存者之一。因而，奥斯维辛集中营的囚徒在恐慌的第一阶段就已不再惧怕死亡。最初的几天过后，他们连毒气室都不怕了。不要忘了，毒气室至少可以使他们免除自杀的麻烦。

一位我后来认识的朋友评价我"不是那种会在恐怖环境中抑郁不堪的人"。我还记得自己曾对到达奥斯维辛后第一个清晨发生的小插曲一笑了之，而且是发自内心的笑。当时，尽管我们有一条不准擅自离开所在"街区"的禁令，一位比我们早几周到达奥斯维辛的同事还是偷偷地遛进了我们的棚屋。他希望能够安慰我们，还想告诉我们一些注意事项。他消瘦得很厉害，以至于我们一眼都没认出他。他却是一副漫不经心的幽默表情，匆忙地给我们一些提示——"别害怕！别害怕挑选！M 博士（党卫军医疗总监）有一副医生的软心肠。"（他关于这个 M 的判断是错误的，他的善言具有误导性。因为一位约 60 岁的棚屋街区医生犯人曾告诉过我他是如何祈求 M 博士放过他将被送进毒气室的儿子，可 M 博士却冷冷地拒绝了。）

"我只乞求你们一件事，"他继续说，"如果可能的话，每天刮脸，不论要用锋利的玻璃，还是用最后一块面包换刮脸用具。只有如此，你才能看起来更年轻，而且，刮脸还会使你脸色红润。想活下来，你唯一的办法是，看上去能干活。如果你脚后跟起了个水泡，走路瘸了，党卫军看见你这样，就会把你招到另一边。第二天，你就肯定要被送进毒气室。你知道'Moslem'是什么意思吗？那些看起来可怜兮兮、落魄潦倒、体弱有病、不能干体力活的人就是'Moslem'。或早或晚，一般会比你预计的时间要早，'Moslem'就会被送进毒气室。要切记：刮脸，挺直腰板站立，精神抖擞地干活，你就不用怕毒气。所有站在这里的人，即使你刚到这里24个小时，做到这些你就不用怕毒气。"接着，他指着我说："希望你不要介意我说得如此坦率。"他对其他人说："恐怕他（指我）是你们之中下次被选中的人，所以，你们不用担心。"

我笑了笑，我相信任何处在我这个位置上的人也都只能如此。

我记得莱辛曾经说过："有些东西能使你失去理智或变得一无所有，直到再也没有什么可以失去。"一种对于非正常情境的反常反应却可以被视为正常。甚至我们精神病学家还希望，人们在非正常情形下的反应与其正常状态相比是偏向非正常的。例如在收容所等环境里，以及那些被关进集中营的人，他们所表现出来的那种非正常的思维状态。但从客观上来讲，在这种受到限定的环境下产生这些非正常的反应都是正常的。正如我描述过的，这些反应将在几天内发生变化。囚徒开始从心理反应的第一阶段进入第二阶段，即一个表现相当冷漠的阶段。在这期间，他的情感进入一种死亡状态。

除了以上描述的反应之外，新囚徒还经常遭受痛苦的感情折磨，他还要抑制这些情感。这种情感首先指他对家乡和家庭的无限思念，有时强烈到足以将其吞噬。其次指对周围一切丑恶行为的厌恶，甚至仅仅是丑陋的外貌都让他感觉厌恶。

大部分囚犯穿上破烂不堪的制服，也就比稻草人优雅一点点。集中营的棚屋之间到处都是粪便，人们越是清除，就越是需要不断地接触这些粪便。新来的犯人被指派去清扫厕所和清除粪便是常事。在道路蜿蜒曲折的运输途中，粪便经常飞溅到囚徒的脸上，他们一旦表现出厌恶，或者用手擦去粪便，就会招致一顿毒打。人的正常反应受到强烈的抑制。

在心理反应的第一阶段，某个囚徒往往不忍目睹别人被罚示众，也不忍目睹泥潭里一排排的囚徒在皮鞭的威慑下来回走几个钟头。几天或几周之后，这种情况就会发生变化。每天拂晓，天色依然灰暗时，该囚徒正和他的小队站在门前排队整装待发。此时，很可能他会听见一声尖叫，紧接着看见一名囚徒被打倒，爬起，再被打倒，再爬起。为什么会这样呢？因为那名被打的囚徒在发烧时没有及时报告医务室，所以被认为干活偷懒，因而招来一顿毒打。

进入心理反应的第二阶段，这个囚徒的眼睛将不再躲避这一切。由于情感已经麻木，他看到什么都只会呆呆地站着不动。除此以外，他顶多盼着自己能借受伤、浮肿或发烧在医务室看病之机，在集中营干两天轻松的活。他看到一个 12 岁的男孩被带进医务室，这个男孩因为集中营没有他穿着合适的鞋子，被迫在雪地里执勤或在户外干活站了几个小时之后，脚趾被严重冻伤。值班医生用镊子一点点地拽去变黑坏死的部分，而我们这位旁观者的感情却已经麻木，无法真切地感受到厌恶、恐惧或怜悯等情感。进入集中营几周，他不断看到受难者、将死之人和已死之人，对一切已司空见惯，再没什么事情能够打动他了。

有一段时间，我就留在棚屋照料斑疹伤寒病人。他们发着高烧，神志不清，许多还病入膏肓。当某个病人死去后，我也能毫不沮丧地目睹那些会重复发生的情形：即其他囚徒接近体温尚存的尸体，有人夺走死者剩下的土豆泥；有人认为死者的木鞋看起来比自己的要好，就把它换走；有人换走死者的上衣；连只拿到细绳的人都会因此沾沾自喜。

我冷漠地看着发生的一切。最后，再让"护士"运走这些被掠夺过的尸体。搬尸体时，他随意地拽着尸体的腿，任其尸首在 50 个斑疹伤寒病人睡的两排木板床间的过道上磕磕碰碰，就这样一直拖着尸体在高低不平的地面上朝门口走去。由于长期缺乏食物，我们的体能已消耗殆尽，哪怕只是通过空旷地带的两级台阶对我们来说都很费力。在几个月的集中营生活里，如果不用手抓住门框，我们几乎无法登上那些约6英寸高的台阶。

"护士"拖着尸体慢慢走到台阶处，他自己先费力地爬上台阶，再转身拖尸体，被拖住的脚带动身躯，最后，伴着奇怪的咯吱声，尸体的头部也颠簸地被拖了上来。

我的床铺在房间的正对面，恰好靠近屋内唯一一扇接近地面的窄窗。当我正用冰冷的双手抱着一碗热腾腾的汤大口喝着，偶尔瞥见窗外那刚刚搬出去的尸体，他直愣愣地瞪着我。两个小时前，我们还在交谈，现在却阴阳两隔。这个念头一闪而过，我继续低头喝汤。

如果从职业角度讲，说我缺乏情感一点也不会令我觉得惊奇。现在我也许已经不记得这件事了，因为我几乎没投入什么情感。

冷漠、迟钝、对任何事情都漠不关心是囚徒第二阶段心理反应的表现，这些症状最终会使他们对每天每时频繁发生的酷刑折磨无动于衷。正是由于这种冷漠外壳的包裹，囚徒们才能真正地保护自己。

在集中营里，人们稍有不慎，有时甚至毫无缘由，就会招来一阵毒打。比如，干活的工地在发面包，我们排队领面包。有一次，我后面的人略微站偏了一点，使整个队伍看起来有点不整齐，这就惹怒了党卫军。我当时不知道后面发生了什么事，也没注意到周围有党卫军，头就突然被猛击了两下，这才让我发现党卫军正在身旁挥动棍棒。这时，最痛的不是肉体（这样的惩罚对成人和儿童都一样），而是不公正和不可理喻对心理造成的伤害。

很奇怪，在一些情况下，不留痕迹的鞭打比留下痕迹的鞭打更伤人心。有一天下暴风雪，我在铁路上干活。尽管天气十分恶劣，我们也要不停地卖命。我吃力地铲石子修路，当然这也是保暖的唯一方法。当我停下来靠着铁锹喘一口气，不幸被恰好转过身的看守发现，他认为我在偷懒，却没有用侮辱的语言和拳打脚踢来伤害我，这只是因为他觉得自己根本不值得与眼前这个衣衫褴褛、骨瘦如柴、没有人样的家伙说话，更犯不上咒骂。他只是戏谑地捡起一块石头向我扔来。在我眼里，这样的举动更像是吸引野兽的注意或者吆喝家禽和畜生时，人们因为没必要惩罚它们而使出的伎俩。

鞭打令人倍感疼痛是因为鞭子隐含着侮辱的意味。有一次，我们在结冰的轨道上搬运沉重的钢轨。此时，如果有一人滑倒，不仅会危及自己的生命，还会危及其他共同作业者的生命。我的一位老朋友臀部先天性脱臼，因此能被选中干活也是让他十分高兴的事，因为一般来说，身体残疾的人在面临第一次选择时肯定要被送上死路。他抬着沉重的钢轨，在轨道上一瘸一拐地走着，好像随时要摔倒在地，拖累其他人。我当时并没有参与其中，见此情形，毫不犹豫地想跑过去帮忙。这时，我的脊背受到重重一击，紧接着就听到有人呵斥并命令我回到自己的位置。而讽刺的是，就在一分钟前，打我的看守还骂我们这些"猪猡"没有合作精神。

有一次，气温低到仅有华氏2度，我们为铺设水管在森林里挖掘冻硬的土壤。当时，我身体十分虚弱。负责监工的是一位红光满面的工头，他的样子让我想起了猪头。在寒冷的冬天，他戴着一副保暖手套。他静静地看了我一会儿，我立刻感到麻烦就要来了，因为我面前不大的土墩说明了我的工作量。

他开口骂道："你这头猪，我一直盯着你！让我来教你怎么干活！你要像野兽一样死去！不出两天，我就让你完蛋！你从来没有干过活吗？猪，你是干什么吃的？难道是商人吗？"

我没在意这些，但我不敢怠慢他的死亡威胁。于是，我挺直腰板盯着他说："我是医生，而且是名专家。"

"什么？你是医生？你一定从别人口袋里捞了许多钱吧！"

"老实说，我是为穷人开诊所的，大多数情况下我分文不取。"我说的太多了。他就像疯子一样嚎叫着扑向我，一拳将我打倒。到后来，我都记不清他喊了什么。

我想用这件小事引发的故事来说明：有时，似乎很老练的囚徒也会发火。他的愤怒不是由于自己所承受的残忍或疼痛，而是出自与之相关的侮辱。那一刻，我的确血脉贲张，因不得不听一个对生活一无所知的人来判断自己的生活而怒发冲冠（我必须坦白，事后我对狱友做出的评价给了我孩子般的安慰："他看起来庸俗粗鲁，连我们门诊部的护士都不愿让他进候诊室。"）。

幸运的是，工作队的大囚头儿对我很好。他对我的好感源于在去往工地的漫长路途中我洗耳恭听了他娓娓道来的爱情故事和婚姻烦恼。我对他的性格诊断和基于精神疗法的建议给他留下深刻印象，从那以后，他非常感激我，这一点对我来说也尤其珍贵。在由 280 人组成的宿营大队中，他还在头 5 排紧挨着他的地方给我留下了铺位，这给我带来的优势可想而之。清晨，天还没亮，我们就得起来排队。大家都害怕迟到或者站在后排。因为，如果有令人不快或遭人厌恶的工作时，囚头儿通常会在最后几排挑选他想要的劳动力。接下来，被挑选的劳动力必须步行到另

活出生命的意义 ▶

一个地方，在怪异看守的监督下干特别恐怖的活。有时，为了抓住偷奸耍滑者，大囚头儿也会到前 5 排选人。一阵拳打脚踢后，人们的抗议和哀求慢慢平息，被选中的受害者将在喊叫和鞭打下被驱赶到集合地。

然而，只要大囚头儿还有倾诉的需求，我就可以免遭这一厄运。除了有保证地占据与他为邻的光荣位置之外，我还有另一优势：和几乎所有的集中营狱友一样，我也患有水肿，双脚肿大，脚上皮肤紧绷，膝盖不能弯曲。肿胀的双脚穿着鞋子都不能系鞋带，即使有袜子也不能穿。所以，我部分裸露的脚总是湿的，鞋子里也总是有雪，这样子注定会生冻疮，因而，我每迈一步都疼痛难忍。行走在冰天雪地里，鞋子结上了厚厚的冰，人们经常会一个接一个地滑倒，后面的人会压到前面的人身上。这样，整个队伍就要停下来修整一会儿，又不能太久，因为大囚头儿一会儿就要开始用枪托砸人，催促我们赶快起来赶路。而此时，越走在队伍前面，受牵连的麻烦也就越少。这样无需拼命赶时间，也不用忍受疼痛的双脚还要加快步伐所带来的痛苦。作为私下公认的大囚头儿御用医生，我稳稳当当地走在队伍第一排，同时也为此感到十分高兴。

这个特殊服务的额外好处还有：只要工地午餐有汤，大囚头儿就会用汤勺多捞些桶底的豌豆给我。这位囚头儿曾是一名军官，他甚至还大胆地与那些曾和我发生争执的工头交头接耳，说我会成为干活能手。虽然这样做效果甚微，但他还是竭尽全力想保住我的性命（他也的确挽救了我许多次）。例如，我与工头发生冲突的那一天，他偷偷派我到另一个工作队上工。

有些工头很同情我们，在工地，他们想方设法改善我们的处境，至少在建筑工地是这样的。他们也常常提醒我们一名正常工人可以干我们几倍的活儿而且用时更短。但他们也明白，正常工人每天的饭量可不是近 300 克面包（我们实际上得到的还没这么多）和 1 公升清汤。正常工人不是生活在屈从的精神压力下，也不是生活在不知家中亲人是送进了集中营还是毒气室的担忧中，更不是在时刻受到死亡威胁的情况下工作的。我曾经对一位温良的工头说："如果你能在我学会修铁路的时间内学会做脑部开颅手术，我将五体投地地佩服你。"对此，他只是呲牙一笑。

第二阶段的主要症状是冷漠，这也是必不可少的自我保护机制。前途渺茫，所有努力和感情都投入到保全自己和他人的性命这件事上。晚上，囚徒们从工地赶回集中营时，常常可以听到他们长舒一口气说："真好，又多活了一天。"

这是非常容易理解的事，囚犯们一门心思就想活命的紧张状态迫使他们的内心生活退步到原始水平。受过精神分析训练的集中营同事经常提到集中营囚徒的"衰退"——向更原始的精神生活的倒退。而囚徒们的希望和梦想只能在梦中被表现。

囚徒们常常梦见的无非是面包、蛋糕、香烟和舒适的热水澡。这些简单的生活需求都难以满足，他们只好靠梦境去寻找，至于这些梦是否有意义就属于另一个问题了。囚徒们常常会从梦中惊醒，旋即回到集中营的现实生活中，这就造成现实和梦幻间的强烈对比。

我永远不会忘记，一天夜里，一位囚徒在梦中的呻吟惊醒了我。我看见他胡乱挥舞着四肢，很明显是在做噩梦。我一直很同情做噩梦和精神错乱的人，便下意识地伸出手准备唤醒这个可怜人。但我还是猛地把手抽了回来，一想到会叫醒他，我突然有点后怕。那一刻，我强烈意识到，不管梦有多恐怖也比集中营的现实状况要好得多。而我如果那样做，只会让他从恐怖的梦境回到比梦境更恐怖的现实之中。

由于囚徒们营养极差，精神生活的重点重新回到对食物的渴望这样的原始本能上。我们能够观察到大多数囚徒只要在一起干活且偶尔没有被密切监视时，他们就会立刻开始探讨食物问题。一名囚徒常常会问在旁边干活的囚徒最喜欢什么食物，然后彼此交换食谱，计划他们与家人重逢那天，也就是遥远的未来获释回家后那天的菜谱。他们通常反复讨论，描述细节，直到听到以特别的暗语或号码形式传来的"看守来了"的警告声。

我一直认为这种讨论十分危险。人们在努力适应这些供应极少和热量极低的食物时，这种娓娓道来的美味佳肴对身体造成不适是难免的。尽管这样做能提供大量的精神安慰，但这一幻觉对生理必然造成很大伤害。

在被囚禁的后期，我们每天的定量是一顿汤和一小块面包，外加所谓的"额外补助"，其中包括约 21 克的人造黄油、一小片劣质肠、一小片奶酪和一些人造蜂蜜或一汤匙稀释果酱，每天还会有些变化。但是对我们这些每天干繁重体力活，在寒冷的天气里穿着单衣的囚犯来说，这些食物的热量是绝对不够的。那些被"特别看护"的病人经允许可以躺在棚屋里，但这些不用出集中营干活的人的生活状况更差。

当皮下脂肪消耗殆尽时，我们就像被一层皮和破布裹着的骷髅，不断感到身体开始消耗我们的生命。生物体慢慢消耗自身的蛋白，肌肉逐渐消失。身体的抵抗力也越来越差，棚屋里为数不多的人一个接一个地死去。我们每个人都能准确推断出下一个会轮到谁，自己又会在什么时候死去。通过无数次的观察我们已经十分熟悉这些死亡特征，而判断也几乎可以说是准确无误。我们相互之间私下议论"那人活不了多久"或"下一个就轮到他了"。每天夜间抓虱子时，看到赤裸裸的身体，我们就会有同一个想法：这样的躯干——我们的身体——实际上已经是僵尸了。我将会怎样呢？我只是众多人中的一部分，铁窗后的一分子，挤住在几间土坯棚户里由于缺少生机而每天腐烂一部分的一堆东西罢了。

我上面提到人们一有时间就自然而然地想到美味佳肴，这也迫使他们再次意识到自己是囚犯。可以理解的是，尽管那些最强壮的人都盼望着有朝一日能够重新拥有可口食物。这不单单是为了回忆食物本身，也是为了能提醒自己，像现在这样除了美味佳肴不会再想到其他任何东西的次等生存状态终将结束。

没有这些经历的人是无法想象忍饥挨饿者曾历经的灵与肉的冲突。他们无法理解人们站在壕沟上挖土，只是为了听清楚上午9点30分或10点的哨音，那时会有半小时的午餐休息，而且有可能的话，这顿饭会发面包。如果工头不讨厌的话，人们就一遍遍地询问时间，用没戴手套冻僵了的手摸摸上衣口袋里的面包，先轻轻地敲一下，然后掰一点放到嘴里吃，最后用仅有的意志力把剩下的面包塞进口袋，暗暗发誓一定要坚持到下午。

在监禁后期，关于如何处理每天仅发一次的面包，我们展开了无休止的争论，争论可分为两大派别。一派赞成立刻吃完，这样会有两个好处：第一，一天至少有一次机会暂时抵挡饥饿；第二，可以防止面包被偷或丢失的情形发生。另一派持不同观点，他们主张将面包分成几份。最后，我加入了第二派的队伍。

在集中营一天24小时的生活里，最可怕的时刻是一觉初醒时。天还没亮，睡梦中的我们被无情地惊醒，三声刺耳的哨音打破了沉沉的美梦。我们一边挣扎着把浮肿酸胀的双脚塞进湿漉漉的鞋子，一边听着旁人的呻吟和叹息，发出这些声音可能只是因为发现代替鞋带的电线也断裂了这样的小事。一天早晨，我听见某人像孩子一样嚎啕大哭起来，这个人一向表现得非常勇敢和自尊，这样哭泣是因为他的鞋子已经破得无法再穿，一想到以后只能赤脚走在冰天雪地里就悲从中来。看到这可怕的一幕，我只好自己找点安慰。我从口袋里摸出那份小面包，美滋滋地大吃起来。

营养不良和普遍关注食物的状态可能造成人们缺乏性冲动。除了初到此地时受到惊吓的原因之外，精神病学家对清一色的男性集中营发生的一些现象进行了观察，得出如下结论：专家们反对清一色的男性组织，如军营，因为那里常会产生性变态，这样的人很少做有关性的梦，但抑郁情绪和高昂的情感可能在梦里被明确表达。

对大多数囚徒来说，保证基本生活和谋求生路是他们努力的最终目的，与此无关的任何事情都可以被忽略，这种现象可以解释为囚徒的情感缺乏。当我从奥斯维辛转往达豪集中营下属的一个集中营时，居然产生了回家的感受。半夜，运载我们约 2000 名囚徒的火车经过维也纳的一个火车站，沿着火车的轨道依次经过我出生的街道，经过我做囚徒前居住多年的老宅子。

一节装有 50 名囚犯的车厢只有两个很小的带栏杆的窥视孔。车厢的空间只够部分人蹲在地下，其他人就得围着窥视孔站上几个小时。我踮起脚尖，越过其他人的头顶向带栏杆的窗外望去，不安地盯着我的故乡看。我们都感觉到与其说自己活着不如说已经死了，因为一直认为这次旅途的终点是毛特豪森，所以估计自己最多也就再活一两周。我明显感觉自己是在用阴间人的眼光看我童年生活的街道、广场和房屋，俯瞰着这个令人毛骨悚然的城市。

几个钟头的耽搁之后，火车离开了车站，街道——我的街道！对于那些在集中营生活多年的年轻人来说，这次旅行也是一件大事。他们专心致志地通过窥孔向外凝视，我乞求甚至哀求他们让我站在前面片刻。我想解释朝外看对我的意义多么重大，但我的祈求被粗暴地拒绝了，还有人冷嘲热讽地说："你住了那么多年，应该已经看够了吧！"

集中营普遍存在"文化冬眠"，但政治和宗教除外。集中营的每个角落都不间断地谈论着政治，政治信息以传闻为主并迅速传播。有关军事形势的传闻常常自相矛盾，但不断传来的信息仍不时敲打着缠绕在囚犯脑海里的战争之弦。战争即将结束的乐观谣言一次次地令人们失望。一些人彻底绝望了，但这也是因为那些不可救药的乐观派实在令同伴气愤。

就发展范围和时间而言，囚犯对宗教表现出难以想象的虔诚。宗教信仰的深度和活力令初到者惊奇和感动。令人印象最为深刻的是：在棚屋角落，或在从遥远的工地拉囚徒回集中营的黑暗封闭的牛车上，随处可见临时凑在一起祈祷的情景，这些又累又饿，衣衫褴褛的人蜷缩一团，口中念念有词。

1944 年冬到 1945 年春，集中营爆发了斑疹伤寒，几乎人人受到感染，还得干活的身体瘦弱者死亡率极高。病人房间极度短缺，也没有药品和护理人员。这种病的一些症状非常特别，即对于哪怕是一点点的食物都会恶心（这会危及生命），同时伴有神志不清。我的一位朋友严重昏迷，他认为自己快要死了，想做祈祷，但由于神智昏迷，他竟然不知道该祈祷什么。为了避免昏迷，我也和其他人一样尽量在夜里保持清醒。我需要在脑海里用几个钟头组织语言，重新构思我在奥斯维辛传染病房里丢失的手稿，或者干脆用速记法在小纸片上记下关键词。

集中营有时还会进行科学争论，我曾见证了日常生活中闻所未闻的事——开办精神降神会，尽管这件事十分接近我的职业兴趣。我接到集中营主管医生（也是犯人）的邀请，他知道我是精神病学家。聚会是在一间私人小病房偷偷进行的，参加者围成一圈，还来了一名党卫军军官。

降神会开始，一个人祷告祈求神灵，集中营的一名职员端坐在一张空白纸面前，但并没有写的意思。随后十几分钟（如果超过这个时间，就会说明祈祷神灵出现的方法失败，降神会终止），他用铅笔慢慢在纸上画线，清晰地组成"败者遭殃"，意思是失败者的不幸。据说这位职员从未学过拉丁文，以前连听都没听说这些词，但这真是征服者的悲哀。在我看来，他没有专门收集这些词，但一定也听说过，而且在我们获得解放和战争结束前的几个月，这些词一定在他的"心灵"（他潜意识的心灵）中出现过。

在集中营里，人的身体和思想由于受到压迫而处于原始状态，但深化人们的精神生活是可能的。有丰富的精神生活且比较敏感的人在这里会承受更多痛苦（他们身体也会更弱），但对内心的伤害相应也会少许多。他们能把恶劣的外部环境转化成内心丰富自由的精神生活，只有这样才能解释集中营中身体羸弱的一些人比看似强壮的人生存能力更强。为了解释清楚这样的事实，我不得不讲一个发生在某天清晨人们步行去工地时的例子。

当时，有人高声命令："各队，齐步走！左1234，左1234，左1234，排首注意，左右左右！脱帽！"直到今天这些命令仿佛仍在耳畔回响。我们经过集中营大门时被探照灯照着执行"脱帽"的命令。任何没有打起精神正步走的人都会被踢上一脚。有人因为天气冷，没有得到允许就带上了帽子，则会遭到更严厉的毒打。

我们沿着由集中营向外延伸的路，在黑暗中深一脚浅一脚地走着，途经大石头，蹚进泥坑，艰难前行。押送的看守还不停地朝我们咆哮，用枪托驱赶我们。双脚疼痛的人扶着其他人的肩膀前进。队列里几乎没有人说话，刺骨的寒风吹去了人们讲话的兴趣。而就在这时，走在我旁边并用领子挡住嘴巴的人突然说："如果我们的妻子看见我们这个鬼模样怎么办？我希望她们在集中营过得比我们好些，永远也不会知道我们经历的这些事情。"

这句话勾起了我对妻子的怀念。人们跌跌撞撞地走了几英里，在雪地里滑倒，再爬起，互相搀扶着行进。尽管默默无语，但我们都在心里思念着自己的妻子。有时，我偶尔望向天空，星星慢慢消失，清晨的霞光在一片黑云后散开。我的思想仍停留在妻子的身影上，思绪万千。我听见她回应我的话，看见她向我微笑和她坦诚鼓励的表情。不论真实与否，我都坚信她的外貌比冉冉升起的太阳还要明亮。

忽然间，我一生中第一次领悟到一个真理，它曾被诗人赞颂，被思想家视为绝顶智慧。这就是：爱是人类终身追求的最高目标。我理解了诗歌、思想和信仰所传达的伟大秘密的真正含义：拯救人类要通过爱与被爱。我知道世界上一无所有的人只要有片刻的时间思念爱人，那么他就可以领悟幸福的真谛。在荒凉的环境中，人们不能畅所欲言，唯一正确的做法就是忍受痛苦，以一种令人尊敬的方式去忍受，在这种处境中的人们也可以通过回忆爱人的形象获得满足。我生平第一次理解这句话"天使存在于无比美丽的永恒思念中"。

我前面的人摔倒在地，紧随其后的人压在他的身上。看守冲过来，挨个儿抽打他们，我的思绪就此中断了片刻。不久，我又从监狱的现实回到梦想的世界，继续与爱人的对话，我们互相应答。

"停！"随着一声令下，我们到了工地。人们冲进黑洞洞的棚屋，希望拿到像样的工具。每人可以拿到一把铁锹或一只镐头。

"你们这群猪，就不能快点吗？"很快我们各就各位进入前一天挖壕沟的工地。冰冻的土地在镐尖下裂开，四处开花。人们默默无语，大脑一片空白。

我的意识还停留在对妻子的思念上，一个想法突然闪现在我脑海中：不知妻子是否还活着。于是，我终于明白了一件事，如今我对这件事理解得更加深刻，那就是爱一个人可以远远超过爱她的肉体本身。爱在精神和内心方面具有深刻的含义，无论伴侣是否在场，是否健在，爱以什么方式终止是很重要的。

我不知道妻子是否还活着，当然，也不可能弄清楚（集中营里无法通信）。但在这一刻，一切都不重要，对于我来说也没必要知道。没有什么能阻挡我的爱、我的思想以及对于爱人形象的回忆。即使我知道妻子已死去，也不会影响我对她的殷切思念，我与她的精神对话同样生动，也同样令人满足。"心就像被上了封条，一切如昨"。

回忆往事所产生的内心波澜有助于囚徒填补精神空虚、孤独和思想贫乏。思绪会插上想象的翅膀，回到过去发生的事情，尽管常常是回到一些不重要的琐事。恋恋不舍的回忆使他们无比幸福，他们假装自己是一个陌生人，生活在遥远的世界，渴望能够乘公共汽车旅游、打开自己公寓的大门、回电话甚至仅仅是打开灯。我的思绪常常集中在这些琐事上，回忆让人泪如雨下。

囚犯的内心生活可能很极端，他们能体验以前从未体验过的艺术美和自然美。在艺术美和自然美的影响下，他们甚至忘记自己当下所处的环境。在从奥斯维辛集中营到巴伐利亚集中营的路上，如果有人看见我们透过囚车铁窗远眺扎耳茨伯格山脉的山峰在落日中闪闪发光时的一张张面孔，他们决不会相信这是放弃了生活的希望和自由的人的面孔，尽管这也可能是由于我们渴望借由许久没见的大自然的美而转移目前的痛苦。

在集中营中，一个人也能转移旁边干活者的注意力，使其注意力被引向落日照耀的巴伐利亚森林（其情景就像丢勒的一幅著名水彩画）。在这片树林中，我们已经建好一个巨大的、秘密的兵工厂。一天晚上，我们端着汤碗，精疲力竭地躺在棚屋的地板上休息，一名狱友冲进来让我们跑到集合地看日落。站在外面，我们欣赏着晚霞，看着不断变换形状和色彩的云朵笼罩着整个天空，云彩一会儿铁红色，一会儿艳红色，与我们荒凉的棚屋形成鲜明对比，泥潭也映照出灿烂的天空。几分钟的寂静后，一名囚犯对另一名感叹道："世界多美呀！"

还有一次，我们在挖壕沟。地灰蒙蒙的，天也灰蒙蒙的。黎明的微光中，雪灰蒙蒙的，囚犯穿的破衣烂衫也灰蒙蒙的，我们的脸更是灰蒙蒙的。这时，我再次与妻子默默交谈，这或许也是我在为自己遭受的苦难，为即将慢慢死去的事实找些理由。我在与绝望的生存作垂死挣扎，我意识到我的精神已穿透围绕我的沮丧情绪，超越了绝望的、无意义的世界。我隐隐约约听见某处一声胜利般的"是的"回答了我生存的最终问题。那一刻，在巴伐利亚凄惨灰暗的黎明中，一座农家小屋里的灯被点亮了，这座小屋伫立在地平线上，就好像是画在那儿一样。灯光在黑暗中闪烁，我长久地伫立在结冰的地面上。看守走了过来，侮辱我，而我继续与爱人的交谈。我强烈感觉到她的存在，她陪伴在我身旁，我甚至有伸手触摸她或抓住她的冲动，她就在身边的感觉越来越强烈。就在那一刻，一只鸟飞下来，刚好落在我面前，在我挖壕沟的土堆上直直地盯着我。

前面我曾经提到过艺术。在集中营，有没有艺术这种东西呢？这的确要看你所说的艺术指的是什么。那里经常举办拼凑的卡巴莱表演，先是临时腾出一间棚屋，摆上几张长条木凳子，再写一份节目单。到了晚上，那些在集中营里地位较高的人——囚头儿和不必离开营地长途跋涉的工人——就会聚集在那里。他们图的是能有机会笑一笑，或者哭一哭，总之是为了忘却悲伤与苦痛。大家唱歌、做诗、开玩笑，间或隐晦地讽刺一下集中营。所有这一切都是为了帮助我们忘却，当然这也的确管用。聚会的吸引力不小，有的普通犯人不顾疲惫与饥饿来看卡巴莱表演，甚至误了领取当天的份饭。

午饭有半个小时的间隙，在工地上给我们分汤（由承包人出汤钱，尽管并不需要多少花费）。我们被准许在一间未完工的发动机房集合。进门时，每人分到一勺稀汤。

在大家贪婪地吸溜稀汤的时候，一名犯人爬到桶上，唱起了意大利咏叹调。人们喜欢那些歌曲，他也得到了第二勺稀汤的奖励，那可是从"桶底"直接舀出来的，就是说里面还有豌豆！

在集中营里，不光对娱乐节目要给予奖励，对鼓掌也有奖励。比如，我就有可能从集中营里最令人生畏的囚头儿那里得到保护（这是多么幸运啊，尽管我从来就没陷入过需要保护的境地！），他可是有名的"恶鬼"。事情是这样的，一天晚上，我极其荣幸地被再次邀请到那间屋子参加聚会。主任医生的好朋友都到了，卫生队的准尉也在（这是非法的）。"恶鬼"碰巧也来了，大家就请他朗诵一首诗作，因为他喜欢做诗在集中营是出了名的。在这方面他也是有求必应，他很快拿出一个日记本，朗诵了起来。在他朗诵一首情诗时，我为了忍住不发笑把嘴唇都咬疼了，这极有可能救了我的命。也是因为我没有吝于鼓掌，所以即便再把我分到他那个工作队，我也能活下来——我以前在他的工作队干过一天，那一天真够有受的了。总而言之，让"残忍的囚头儿"对你印象好是大有用处的，所以我拼命给他鼓掌。

当然，一般来说，在集中营里任何追求艺术的行为都是荒诞的。真正让人难以忘怀且与艺术沾点边的，正是节目表演与凄惨的集中营生活背景所形成的幽灵般的反差。我永远也不会忘记到奥斯维辛后的第二个晚上我是如何从昏睡中醒来的——是音乐唤醒了我。那个年长的看守在他的屋子里庆祝什么，而他那里又离我们的监狱不远。他用醉醺醺的嗓子哼着些陈腐的曲子。突然间，一阵沉寂，一把小提琴向夜空奏出了绝望而悲伤的探戈舞曲，因为演奏得很流畅，所以曲子听上去很美。提琴在哭泣，我身体的一部分也在哭泣，因为那天正好是某人的 24 岁生日。那个人正躺在奥斯维辛集中营的另一个地方，也许近到仅几百米的距离，也许远至几千米之遥，却与我全然隔绝。那个人就是我的妻子。

对一个外人来说，发现在集中营里居然还有类似艺术的东西存在，一定会令他惊咤不已，但当他听到你还能从中找到幽默感时更会目瞪口呆。当然，这种幽默感非常细微，而且只延续数秒。幽默是灵魂保存自我的另一件武器。大家都知道，幽默比人性中的其他任何成分更能够使人漠视困苦，从任何境遇中超脱出来，哪怕只是几秒种。我就曾经训练过在建筑工地上一起干活的一位朋友培养幽默感。我向他建议，我们两个每天都要保证给对方至少编一个好笑的故事，内容则是关于我们释放以后某天发生的某件事。他是个外科医生，曾经在一家大医院做过助理医生。有一次，为了让他发笑，我给他描述了他在重操旧业后仍然不能摆脱在集中营养成的习惯的事。在建筑工地（尤其在督察官巡视完以后），工头经常喊"动起来！动起来！"以鼓动我们干得更快些。我就告诉我的朋友："有一天，你回到手术室，正在做一个大的腹部手术。突然，助理跑了进来，喊着'动起来！动起来！'向大家通报主任医生驾到。"

有时，其他人会编造有关未来的好笑的梦想，比方说预测人们在将来的一次聚餐中，也许会忘记自己是谁，以至于在分汤的时候会央求女主人"从锅底给舀一勺"。

培养幽默感并以一种幽默的态度看待事情，是人在掌握生存艺术时学到的技巧。尽管在集中营中苦难无处不在，但还是有可能运用生存的艺术。打个比方：一个人的苦难就好比毒气。如果向空荡荡的毒气室灌入一定量的毒气，气体将完全而均匀地弥漫开来，不管房间有多大。人的苦难也是这样，它完全占据了你的灵魂和意识，不管苦难是大还是小。因此，人苦难的"量"完全是相对的。

这也意味着一件非常琐屑的事情也能够带给人生极大的快乐。就举我们从奥斯维辛迁往达豪集中营一个附属营地途中发生的一件事为例。当时我们大家都担心会被送到毛特豪斯集中营。当我们到了多瑙河上的一座桥时感到十分紧张，因为据同行的有经验的人说，这座桥就是通往毛特豪斯集中营的必经之路。后来我们的列车没有跨越那座桥，而是直奔达豪集中营，囚犯们为此在车厢里跳起了欢乐的舞蹈，不是亲身经历的话，那个场面简直难以想象。

经过两天三夜的旅行，我们到了达豪集中营后又发生了什么？在车上时，因为地方不够，所以大家不能同时躺在地板上，大多数人不得不一路站着，一些人轮流在浸透人尿的稻草垫子上蹲一会。我们到达后从其他犯人嘴里听到的第一个要闻，是这个相对较小的集中营（它关押的囚犯有 2500 人）没有"炉子"，没有火葬场，没有毒气！那就意味着，假如某人成了"Moslem"，他不会被直接拖到毒气室，而是得等所谓的"病号车"安排好以后才能被送到奥斯维辛去。这个意外的好消息让大家情绪高涨。我们在奥斯维辛时那个年长的看守的愿望应验了：我们的确是在最快的时间到了一个没有"烟囱"的、跟奥斯维辛不一样的集中营。尽管后来几个小时里还是经历了些磨难，但大家还是一边笑着一边打趣。

清点人数时，我们这些新来的犯人里少了一个。为此，我们不得不在瓢泼大雨和凛冽寒风中死等，直到找到那个失踪的人。原来他因为过于疲倦在一个屋子里睡着了。这样，点名就变成了惩罚游行。我们整晚都站在外面，直到天亮，大家冻得够呛，浑身都湿透了。但我们还是很开心！起码这个集中营里没有烟囱，奥斯维辛又离得那么远。

　　还有一次，我们看见一队犯人路过我们的工地。当时我们觉得，苦难的相对性是多么明显呀！我们嫉妒那些管理相对好、相对安全、相对幸福的犯人。我们难过地想，他们肯定能够定期洗上澡。他们肯定有牙膏、衣服刷子和褥子——每人一套——每月还能收到亲人的来信，至少知道他们是否还活着。而我们很久以前就失去这一切了。

　　而且我们是多么嫉妒那些能够到工厂里在一个避风挡雨的车间工作的人呀！每个人都希望摊上这样一个救命的机会。机会的相对性还不止这些。在被派到集中营外边干活的人当中（我曾经是他们中的一员），有些人就被认为要比另外一些倒霉。如果某人不必每天 12 个小时在陡峭的山坡上踏着泥泞的小道去清洗工地上的小火车车厢，那他真是让人羡慕。因为干这种活的人几乎每天都要出事，而一出事多半都是致命的。

　　在别的工作队，监工们都采用本地的老办法，不停地揍人，这使得我们一直在谈论如何才能避免在这些凶恶的监工手下干活，就算避免不了也祈祷上帝不要让我们在他们手下长期干活。有一次，我就非常倒霉，被分到了这样一个组里。假如不是两个小时以后（在那两个小时里，监工一直在折腾我），空袭警报响了而且警报过后也没办法再重新集合的话，我想我恐怕就会被运送已死或垂死之人的雪橇拉回去啦。没人能够想象出类似情况下空袭警报带给你的解脱，哪怕是那些因比赛结束铃声响起而得以避免在最后一分钟被击倒的拳击手也会难以理解吧。

在这里，我们对最微不足道的仁慈也心存感激。上床之前，如果还有时间，人们就赤裸着站在屋顶挂着冰柱的屋里。但是，如果这会儿工夫没有空袭警报，灯也没有被关掉，我们就感激不尽。因为如果我们捉不完虱子，那么半宿都会被咬得无法入眠。

集中营生活中快乐的匮乏为我们提供了一种消极的幸福——即叔本华所谓"免于痛苦的自由"——而且即便这样的幸福也只是相对的。真正的积极的快乐，哪怕是极细小的，也非常少。我记得，有一天我曾划拉了一张快乐的清单，发现在过去几周里，我只经历过两次快乐的瞬间。一次发生在下工以后，经过长时间的等待后，看守允许我进入厨房，排队走向狱厨 F——他站在一排大锅后面，挨个给匆匆走过的犯人伸过来的碗里舀汤。他是唯一一个不看人下菜碟、能做到均等分汤的厨子，他也从不照顾自己的朋友或同胞。其他厨子不是这样，他们给朋友或同胞捞土豆，只给其他犯人从上面舀清汤。

不过，我不能苛求那些偏向自己人的犯人。在这种生命或迟或早随时可能终结的处境里，谁还能指责那些优待朋友的人呢？任何人都没有资格去评判别人，除非他扪心自问在这样的情况下自己不会那么做。

在我重新过上正常生活很久以后（就是说我从集中营出来很长时间以后），有人给我看过一份带有插图的周刊，其中有犯人挤在木板床上躺着、直勾勾地盯着来访者的照片。"他们那恐惧呆滞的表情是多么可怕呀！"

"为什么？"我问他，因为我的确不理解。那会儿我再次看到了所有的一切：早上 5 点钟，外面还是漆黑一团，我躺在土监狱的硬木板上，跟约 70 名犯人一起接受"照顾"。我们都生病了，不用离开集中营去干活，也不用出操。我们可以整天躺着，打打盹，等着发放每天一份的面包（当然病号要减量的）和汤（稀得不能再稀，而且量也减了），但我们是多么满足，多么高兴啊。我们挤在一起取暖，懒洋洋的，连手指头都不愿动一下。突然，我们听到尖锐的哨音和场院传来的喊叫声，上夜班的人回来了，正在集合点名。门"哐当"一声被撞开了，一阵暴风雪卷了进来。一个浑身是雪、疲惫不堪的狱友踉跄着跌倒在地，坐了几分钟。但是看守将他推了出去。正在点名时是绝对禁止收留陌生人的。我当时觉得，那个兄弟是多么可怜，而我自己有多么幸运，居然生了病，并因此可以躺在病号房里打盹！在那里待上两天，也许还能再多待几天，真是救命的呀！

　　我看到那张照片的时候，这一切都出现在脑海里。经过我这样的解释，那人明白了我为什么不觉得那张照片有多可怕，照片上的人也不见得像他想象得那么倒霉。

进病号房的第四天，我刚被指定值夜班，主任医生就跑进来，问我是否愿意到另外一个集中营看护伤寒病人。朋友们都强烈反对我去（同行中也没有一个愿意去的），但我执意要去。我知道，在工作队干活会死得更快。怎么都是个死，在那里死多少会有些意义。我想，作为医生，为帮助自己的狱友而死，要比作为不中用的劳工消耗掉自己的生命，无疑更有意义。

对我来说，这仅仅是权衡，不能说是牺牲。但私下里，卫生队的医官曾下令"照顾"我和另外一个自愿去看护伤寒病号的医生，直到我们离开。我们看起来是那么虚弱，他担心手上会多出两具尸体，而不是多出两个医生。

前面我提到过，除了关心自己能否活命和亲人的下落以外，其他事情对我们毫无价值。我们做的一切都是为了这个目的。人是如此关注自己和亲人的生命，以至于精神高度紧张，这种紧张可能会摧毁他所有的价值观念，使他怀疑一切。在一个不再承认人的生命价值、剥夺人的意志并使之成为消灭对象（当然要先有计划地让他尽其所用）的重压之下，人的自我最终会遭受价值缺失之苦。如果集中营的犯人不竭力抵挡住这种影响以保存自尊，他就会失去人的感情，没有了精神，没有了内在的自由，没有了个人的价值。他会觉得自己不过是人群中的一小部分，其存在被贬损到动物的层次。人群从一个地方被驱赶到另一个地方，一会儿合成一群，一会儿又被驱散开来，就像一群绵羊，全然没有自己的思想或意志。一小队危险的看守者从四面监视着他们，折磨和虐待他们。这一小撮人不停地驱赶着羊群，边喊叫边踢打。而我们，这群羊，只想着两件事情——如何躲开恶狗或找到一小块吃的。

如同绵羊胆怯地缩到羊群当中一样，我们每个人也都尽量挤到队列中间去。这样做可以少挨看守揍，他们就在队伍的前后左右看着我们。中间的位置还有一个好处，就是不易被寒风吹到。因此，为了保全自己就不得不融入人群。大家在站队时会不自觉地这么干，但有时也是刻意这样做，这是遵守集中营里自我保全的一条最要紧的法则，即不要太显眼。我们每时每刻都试图避开党卫军的视线。

当然，有时不仅有可能，而且有必要躲开人群。大家都知道，在强制性的集体生活中，每个人的一举一动都在众目睽睽之下，这就让你有一种不可抗拒的逃离人群的冲动，哪怕只是一小会儿。犯人渴望能一个人呆着，他需要隐私和独处。我被送到所谓的"休息营"后，居然有幸找到一个独处的机会，每次大约是5分钟。在我干活的土监狱（里面塞了50名发高烧的病人）背后围绕着集中营的双层铁丝网，边上有一块安静的角落。那里用木棍和树枝临时搭了一个帐篷，安放着六七具尸体（都是当天死亡的犯人）。还有一个通往水管的井，在用不着我的时候，我就蹲在这口井的木盖子上。我就那么坐着，透过乱七八糟的铁丝网，望着外面长满野花的山坡和远处巴伐利亚地区蓝色的山岗。我梦想着，思绪忽而飘向北边，忽而飘向东北边，飘向我家乡的方向，可我看到的只有白云。

身边的尸体上爬满了虱子，可我并不在意。只有看守路过时的脚步才会搅乱我的白日梦，再就是让我去看护哪个病人或者去取本监狱药品的招呼。发给每个监狱的药品只有 5 片或 10 片阿司匹林，50 名病人要用好几天。我取了药，在病房巡查一遍，摸摸病号的脉搏，给重病号吃上半片阿司匹林。病情极重的病号不给药，因为吃药也不管用了，这么点药还是留给那些还有希望好转的病人好了。对病情轻点的，也不给吃药，只能鼓励他几句。这样，我一个一个病人看过来，尽管自己也因为刚得了一次重伤寒而感到虚弱和疲倦。然后，我回到木头井盖那块清净的地方继续休息。

就是这个井，还救过三个犯人的命呢。解放前不久，集中营组织车队把犯人转送到达豪集中营，而这三个犯人很聪明，想躲起来不去那里，于是就爬到井下，藏了起来。我若无其事地坐在盖子上，假装朝铁丝网扔石子玩。看守看见我以后，略一迟疑，走过去了。后来我告诉那三个兄弟，最危险的时期已经过去了。

外人很难想象在集中营里人命是多么不值钱。犯人们虽然受尽折磨，但在看到重病号的遭遇以后就更加清楚地意识到集中营对生命的彻底摈弃。瘦骨嶙峋的病号被扔到一架两轮车上，由犯人拉着送到另一个集中营，这样的事还常常发生在暴风雪天。如果哪个病号在车子出发之前死了，也要一起拉走。名单上的号码一定要对得上！一个犯人的意义就在于他有号码，因此囚号才是最要紧的。犯人成了名副其实的号码，不管你是活着还是死了，死活倒不重要。一个"号码"的死活无关紧要，号码所代表的犯人的生命更无所谓。你的命运、经历、名字全都失去了意义。运送病号时，我作为医生需要陪同。有个年轻的犯人，因为他的兄弟不在名单上，所以他就得留下来。经他苦苦哀求，号长决定来个调换：他顶替了另外一个愿意留下来的人。但是名单不能对不上！他的兄弟只得跟被顶替的人换了号码。

　　正如刚才所说，我们没有任何证件，每个人如果还有口气，那就算幸运了。对别人身上的一切，比如裹着的布片，都只在被派去运送病号的时候才能引起我一点兴趣。

64　　　　　　　　　　　　　　　　活出生命的意义 ▶

我们需要对将被送走的病号进行不厌其烦的检查，看他的衣服或者鞋子是否比自己的要好一点。不管怎么说，他们的命运就是那样了，但那些留下来的人、还能干点活的人，就必须想尽一切办法来改善自己的条件，尽可能地活下去，人们也并不因此而感伤。犯人们觉得自己的生死取决于看守的情绪，这使得他们更不像人。

在奥斯维辛，我给自己定了一条规矩，事实证明它很管用，后来还被绝大多数狱友采用。这条规矩就是要如实回答所有问题，但是对没有明确问及的一切都保持沉默。如果问我的年龄，我会告诉他们。问我的职业，我也会如实回答"医生"，但不作解释。到奥斯维辛的第一天早上，一名党卫军军官来到操场。当时我们已经被分到各个犯人小队里了：年过40的、不到40的、钢铁工人、机械师等等。经过一一核对，犯人组成了新的小队。我所在的小队被赶到另一个监狱，在那里排好队，再次核对后，问了我的年龄和职业，又把我派到另一个监狱，分到另一个小队。这样折腾了几次，我就很不高兴，因为小队里都是陌生人，说话都听不懂。最后又一次进行甄别，我重新回到第一个小队！大家都没有注意到我已经被赶来赶去好几个来回了。但是我知道，在这几分钟里，我的命运被改变了多少回。

运送病号到"休息营"的车队准备完毕后，我的名字（就是我的号码）被写进一个名单，因为需要几个医生。但没有人肯定我们到底是不是去休息营，而几周之前也是这个车队，大家谁也没有想到它最后去了焚尸炉。看守表示，谁要是自愿值夜班就可以从运输队名单里划掉，82名犯人马上报了名。25分钟后，运输任务取消了，但82名犯人还在值夜班的名单上。对他们大多数人来说，那意味着在以后的几个礼拜中死亡。

后来又安排运送，大家还是不知道这回是不是又是个骗局，就像上次那样，骗病号犯人最后卖卖死力气。哪怕让他们再干两个礼拜也是好的，最后还是会送他们到焚尸炉。主任医生比较赏识我，有天晚上9点45时偷偷告诉我："我在勤务室跟他们说了，你可以把自己的名字从名单上划掉，10 点以前还来得及。"

我告诉他，我不能这么做，我已经学会顺其自然了。
"跟朋友们在一起也很好"，我说。他的眼睛里现出惋惜的
神色，好像他知道……他默默地跟我握了握手，似乎在跟
我永别。我慢慢地回到监狱，那里有个好朋友正在等我。

"你真的要跟他们一起去？"他伤心地问。

"是的，我要去。"

他眼睛里涌出泪水，我想法安慰他，然后跟他说了我
的遗嘱："听着，奥托，如果我不能回家看我妻子，如果
你还能再见到她，请告诉她三件事。第一，我每时每刻都
在思念她，请你一定记得转达；第二，我爱她胜过爱任何
人；第三，我跟她结婚后那短暂的时光胜过一切，也超越
我们在这里遭受的所有痛苦。"

奥托，你现在在哪里？你还活着吗？我们分手以后，
你都经历过哪些事？你后来是否找到了你妻子？你还记得
我曾经让你逐字逐句背诵我的遗嘱，而你哭得像个孩子
一样？

第二天一早，我就跟着车队出发了。这次不是骗局，我们不是去毒气室，而的确到了休息营。那些不让我来的人都留在原来的集中营，那里后来发生了饥荒，比我们这里要厉害得多。他们本来想保全性命的，结果死得更快。解放以后，我碰到原来那个集中营里的一位狱友，他当时是营里的巡查，他回忆说，有次他曾经追查过犯人尸堆里丢失的一块肉。后来发现有人在煮那块肉，他把肉没收了。当时那里已经出现了人吃人的现象，而我离开的正是时候。

这是否让你想起了"德黑兰的死神"？有一天，一名有权有势的波斯人跟一个仆人在花园散步。仆人喊道，他刚刚碰到了死神，死神还威胁他。他央求主人备一匹快马，好让他在当晚逃往德黑兰。主人答应了他，仆人飞身上马，疾驰而去。主人进屋以后，也碰到了死神，就问死神："你为什么要吓唬我的仆人？"死神回答说："我没有吓唬他，我看见他还在这里呆着，觉得奇怪，因为我本想今晚在德黑兰找他的。"

集中营的犯人害怕做决定，也不敢采取任何主动行为。这是因为他们强烈地感觉到一切皆有定数，不要试图去影响命运，而应该听从命运的安排。此外，犯人们对一切都漠然处之，这也在很大程度上影响了他们的情绪。有时，你得在瞬间做出意味着生死的决断。犯人则更愿意让命运替他做这个决断。在决定是否逃跑的时候，犯人这种逃避责任的心理表现得最明显。在那样需要几分钟内拿定主意的时刻，他遭受着地狱般的折磨。是试着逃跑，还是放弃冒险？

我也经历过这样的折磨。随着战线的日益推近，我曾有机会逃脱。我的一个同事在执行医疗任务的时候曾经到过狱外，他想带我一起跑出去。他借口一个病人的病情复杂，需要专家会诊，把我带了出去。到了外面，一个外国抵抗组织的成员要给我们制服和证件。在最后关头，出了点技术上的问题，我们不得不再回到集中营。利用这次机会，我们得到一些补充，找到了几个烂土豆，但需要一个背包才能装回去。

我们砸开一间女犯营，里面空无一人，因为女犯都被送到另外一个营了。屋里乱七八糟的，许多女犯显然是在得到给养后跑掉了。里面有布片、稻草、腐烂的食物和陶罐碎片。有几只碗还能用，我们也觉得该带上，最后决定不带。后来我们知道，在情况最糟糕的时候，这些碗不光被用来盛饭吃，还被用作洗盆和尿盆（监狱里严禁用任何洗漱用具，但有些犯人不得不违反这条规定，尤其是伤寒病人，因为他们过于虚弱，即便有人搀扶也出不了门）。先是由我望风，我的朋友进去找东西，很快就拿着一个背包出来了，掖在衣服下面，说里面还有一个，让我去拿。然后他望风，我进去找到了一个背包和一把牙刷，还发现了一具女尸。

我跑回我所在的屋子取东西：我的饭碗、一副破手套（那是一名伤寒病人遗赠的）和几张速记纸片（我开始在上面重写在奥斯维辛丢失的手稿）。我快速查看了一遍蜷缩在监狱四壁腐旧木板上的病人。我走到唯一的同胞（他快死了，我曾经竭力想治好他）跟前，我不能跟他说我要逃跑的事，但他似乎觉察到了异常（也许我有点紧张），于是问我"你也要出去吗"。我否认了，但我无法回避他那悲伤的眼神。查完房后，我又回到他身边，他还是那么悲伤地看着我，似乎在责备我。我当初告诉朋友想跟他一起逃跑时那种不安的感觉又来了。突然，我决定自己拿一次主意。我跑出去告诉那个朋友我不跟他跑了。一说出这句话，那种不安的感觉就顿时消失了。我不知道接下来会发生什么事，但我内心得到了前所未有的平静。我返回监狱，坐在同胞的床板边，试图安慰他，然后跟其他病号聊了一会，想让他们也安静下来。

我们在集中营的最后一天到来了。由于战线迫近，几乎所有犯人都被运送到了别的集中营。集中营的看守、囚头儿和狱厨都跑掉了。这天我们接到命令，说日落之前要把集中营全部清空。留下来的少数人（生病的犯人、几名医生和一些"护士"）必须离开。晚上，将放火烧毁集中营。到了傍晚，预备来接病号的卡车还没有到，集中营的大门却突然关闭了，铁丝网上监视严密，谁也跑不出去。

留下的犯人看来将在大火中上西天了。我和我的朋友再次决定逃跑。

我们已经接到命令，去铁丝网外面埋葬三具尸体。我们是集中营里还剩点力气、能干这个事情的人。其余的人全都躺在尚在使用中的监狱里，发着高烧，说着胡话。我们制定了计划：在运第 具尸体时，把朋友的背包夹带出去，藏在那个权当棺材的旧洗盆里。在运第二具时，再把我的背包夹带出来，在第三次我们就跑掉了。前两次运送都依计而行。我们返回以后，我的朋友想找块面包，作为未来几天在丛林躲藏时的干粮。我等着他，几分钟过去了看他还没回来，我就有点着急。经过三年的监禁，我想象着自由的快乐，想象着奔向战线该是多么奇妙，但我们最终没能走那么远。

就在我朋友回来的当儿，集中营的大门被撞开了。一辆涂着红十字标志的银光闪闪的汽车缓缓驶向操场。来人是日内瓦国际红十字组织的代表，整个集中营和里面的犯人现在处于他的保护之下了。代表到附近的一处农舍住下，为的是离集中营近些以防紧急情况发生。这样，谁还再想逃跑的事？车上卸下来不少药箱，每人都分到了香烟，拍了照，大家感到无比欢快，我们也用不着冒险往战线那边跑了。

高兴之余，我们把第三具尸体给忘了，因此急忙将它运到外面，扔进事先挖好的坑里。紧跟着我们的看守（他是个相对不太凶残的人）突然变得随和起来。他看到要变天了，想赢得我们的好感。尸体入土之前，他跟我们一起为死者做了简单的祈祷。过去几天，我们一直跟死神赛跑，相当紧张和兴奋，因此我们祈求和平的祷告也非常热切。

就这样，最后一天在期盼自由的兴奋中过去了。但是，我们高兴得太早了。红十字会代表曾经对我们保证过，说已经签订了协议，集中营不能被清空。但到了晚上，党卫军带着卡车来了，他们要清空集中营。最后剩下来的犯人要被带到一个中心营，到那里以后，48 小时内他们将被转送到瑞士以交换一些战俘。我们都不敢认这些党卫军了，他们是那么友好，劝我们不要害怕，赶紧上卡车，还说我们的运气真好，应当感激他们。那些还有些力气的就钻到卡车里了，那些生着病、虚弱不堪的也都被拖了进去。我的朋友和我都带着背包，没有掩藏，就站在最后一组。从这组选了 13 个人，让他们坐倒数第二辆车。主任医生点出 13 个人来，但漏点了我们。那 13 个人上了车，我们不得不留下了。我们感到吃惊、愤怒和失望，就指责主任医生，他借口累了、精神不集中，为自己开脱，说他在想我们还想逃跑的事。我们不耐烦地坐在地上，靠着背包，跟少数几个犯人一起等待最后一辆卡车。我们等了好长时间。最后，我们躺在被遗弃的看守室的草垫子上，疲倦不堪，一会觉得有希望，一会又感到绝望。我们和衣睡下，随时准备出发。

枪炮声震醒了我们，曳光弹和机枪子弹的火光映亮了监狱。主任医生跑了进来，命令我们趴到地上。一名犯人从床上跳下来，踩到我肚子上，正好把我踩醒了！我们逐渐弄明白是怎么回事了，战线已经到了我们这里！枪炮声渐渐减弱了，天也亮了。集中营门口的旗杆上飘着一面白旗。

好几个星期后我们才得知，命运在那最后的时刻仍然跟我们几个犯人开了个玩笑。我们发现人的决定是多么无常，尤其是事关生死的决定。我曾经看到过一些离我们所在的集中营不远的一个犯人营的照片。那天晚上，那些以为自己将获得自由的朋友都坐卡车到了那个犯人营，他们一到就被锁了起来，被烧死了。照片上，他们那焦炭状的身躯依稀可辨，我再次想起了德黑兰死神的故事。

犯人的漠然除了是一种自我防卫的手段，还是其他因素的结果。饥饿和缺觉都会使犯人对事物丧失兴趣（正常情况下也是如此），并且变得易怒，这也是犯人常见的心理状态。缺少睡眠部分是由于臭虫的骚扰。在拥挤的屋子里，由于缺乏基本的卫生设施，臭虫成灾。我们既没有尼古丁也没有咖啡因，这也是原因之一。

除了这些物质原因外，还有心理原因——犯人们有某些情结。绝大多数犯人都有自卑情结。我们曾经是，或者曾经把自己想象成是"人物"，而现在我们的待遇形同猪狗。（人们对于自身内在价值的认识寄托于更高、更精神性的事物上，这种精神性的事物不会被集中营生活摧垮，但又有多少自由的人拥有这样的自觉，更不用说囚犯?）一般犯人尽管没有明确地意识到，但都觉得自己被极大地贬低了。看看集中营单一的社会学结构体现出来的反差，就能清楚这一点。稍"显要"些的犯人，比如囚头儿、厨子、商店店员和巡逻员，一般不会像普通犯人那样，觉得自己低人一等，而是相反，他们觉得自己高人一头，有些甚至会产生自大的幻觉。嫉妒不满的普通犯人对这些受到优待的少数人，有时会讥笑，比如我就听到两个犯人在议论一个囚头儿时说："想想看！那个家伙还是一家小银行行长时我就认识他。你看他多走运，爬得这么快!"

一旦被贬抑的多数人和高人一头的少数人发生冲突（这两类人经常会发生摩擦，从分发食物开始），其结果通常是爆炸性的。因此，人们普遍的易怒情绪（其物理原因前面讨论过了），加上心理的紧张变得更加厉害，这种紧张会导致群殴也就不令人奇怪了。由于犯人们对殴打场面已经司空见惯，这更增加了他们的暴力冲动。我在饥饿和疲劳的时候，如果被激怒的话，也很想抢起拳头。我通常都很累，因为我夜里得起来看火，在伤寒病人的监狱里是被特许可以生一个炉子的。其他犯人说胡话或者睡着时是我最轻松的时刻。我可以躺在炉子边上，用偷来的木炭拢起一堆火，烤几个土豆。但第二天我会觉得更疲倦、更木然、更易怒。

我在伤寒病区作医生时，还代理生病的分区长的职责。因此，我还负责保持监狱的卫生，如果可以用"卫生"一词的话。当局经常借检查卫生之名虐待犯人。虽然犯人们更需要多一点食物、多一点药品，但当局只关心走廊里是否落下一根稻草，破破烂烂而爬满臭虫的布片是否整齐地裹在病人的脚上。至于犯人的命运，他们根本不在意。如果我报告得体，从光头上扯下狱帽，喀嚓一声并拢好脚跟说："V1/9 号报告：52 名病号，2 名护工，1 名医生。"他们就满意了，然后走开。但是，在他们到来之前，他们也常常要晚到几个小时，有时还根本不来，我就得整理床铺，拣拾稻草，呵斥那些蜷缩在板床上、随时可能毁掉来之不易的整洁的可怜虫。在高烧病人中，冷漠情绪尤其严重，因此无论你怎么要求他们都无动于衷，除非你呵斥。有时呵斥也不管用，这时你会气得忍不住去揍他们。面对别人的冷漠，自己的火气也特别大，尤其在面临危险时（比如检查员就要到了）。

在对集中营犯人的特点作了这些心理学的和精神病学的分析之后，大家可能会产生这样的印象：人类完全地、不可避免地受制于环境（在这种情况下，环境就是集中营生活的独特结构，它迫使犯人适应确定的行为模式）。但是，人的自由呢？人的行为、人对给定环境的适应中有没有精神自由呢？那种认为人不过是许多条件和环境因素——不论是生理学的、心理学的还是社会学的——之产物的理论究竟对不对？人是否只是这些因素的偶然产物？最重要的是，犯人对集中营这一封闭世界的反应是否表明人逃不脱他所在环境的影响呢？面对这种环境，人是否没有选择的余地?

我们可以从原则和经验两方面回答这些问题。在集中营生活的经验表明,人还是有可能选择自己的行为的。有足够的例证(常常是英雄性质的)说明,人可以克服冷漠,克制暴躁。即使是在可怕的心理和生理条件下,人也能够保持一定的精神自由和意识独立。

我们这些在集中营生活过的人,都记得那些走过一个个屋子安慰别人、把自己最后一块面包给了别人的人。这样的人在数量上可能不多,但足以说明一点:有一样东西你是不能从人的手中夺去的,那就是最宝贵的自由,人们一直拥有在任何环境中选择自己的态度和行为方式的自由。

实际上,人们也经常会遇到需要抉择的时刻。每天每时你都需要做出决定,这样的决定将使你要么屈从于致命的暴力,要么保持自我内在的自由,同时也将决定你是否成为环境的玩物,是否抛弃自由和尊严而变成标准的囚徒。

从这个角度看，集中营犯人的心理反应似乎不仅仅是对确定的物质和社会条件的表达。即使像缺少睡眠、食物不足以及心理紧张等类似的情况，也只能说是限定了犯人可能的应对方式。在最后的分析中我们可以看出，犯人最终成为什么样的人，仍然取决于他自己内心的决定，而不单单取决于集中营生活的影响。因此，在心理和精神的层面，基本上任何人都能够决定自己成为什么样的人。即便在集中营，他也能保持自己作为人的尊严。陀思妥耶夫斯基说过："我只害怕一样——那就是配不上我所受的痛苦。"在我结识了那些烈士之后，这句话常常出现在我脑海里。那些烈士的行为，他们的痛苦和死亡，都表明人不能丧失内在的自由。他们可以说配得上他们的苦难，他们忍受痛苦的方式是一种真正的内在升华。就是这种精神的自由——任谁也无法夺走——使生活变得有目的、有意义。

　　积极的生活能够使人有机会通过创造性的工作实现价值，而消极的生活能够使人满足于对美、艺术或者自然的追求。但是，在那些不仅没有追求创造和快乐的机会，而且只存在一种达到最高道德标准的可能（就是说，在对待自己被暴力完全束缚的生命的态度上）的生活中，人生仍有目的。他不能过创造性或享乐的生活，但不只是创造和享乐才有意义。如果说生命有意义，那么遭受苦难也有意义。苦难、厄运和死亡是生活不可剥离的组成部分。没有苦难和死亡，人的生命就不完整。

人接受命运和所有苦难、背负起十字架的方式为他提供了赋予其生命更深刻含义的巨大机会，即便在最困难的环境下也是如此。他仍然可以做一个勇敢、自尊和无私的人。否则，为了活命，他会忘记自己的尊严，变得无异于禽兽。在这样的情况下，这种困苦环境所提供的能使人道德完善的机会，有的人会充分运用它，有的人会放弃它。这也决定了他是否配得上自己所遭受的苦难。

不要以为这些议论不切实际。的确，只有少数人能够达到如此高的道德境界。在集中营的犯人当中，只有极少数保持了完全的内在自由，得到了所遭受的苦难带来的价值。但这样的人哪怕只有一个也足以说明人的内在力量可以使他超然于外在命运。不光集中营有这样的人，在任何地方，人都会遇到厄运，同时也就会遇到通过勇敢地面对苦难而实现道德升华的机会。

就拿病人，尤其是绝症病人的命运来说。我有一次读到一名瘫痪的年轻人的信件，在信中他告诉朋友，他刚刚知道自己活不长了，即使再做一次手术也无济于事。他写道，他记得以前看过一个电影，其中男主人公勇敢而有尊严地面对死亡。那个男孩觉得这种对待死亡的态度是非凡的成就。现在，他写道，命运给了他同样的机会。

几年前看过根据托尔斯泰小说改编的电影《复活》的人，可能会有类似的想法。它反映了巨大的厄运下伟大的人生。那个时候，我们没有那么伟大的命运，也就没有机会实现那样伟大的人生。看完电影后，我们去了酒馆，一杯咖啡、一只汉堡下肚后，就忘记了脑子里刚刚闪现的奇特想法。但当我们自己遭遇到厄运、需要决定是否以同样伟大的精神面对厄运时，我们早已忘记了好多年前年轻时候的决心，因此我们失败了。

也许我们中有人会再去看那部电影或者类似的电影。到那时，其他电影可能会自动地闪现在他的脑海里，某人内在伟大的特定细节也会展现开来，比如一名年轻女子，我在集中营亲眼目睹她的死亡。实际没有什么好说的，你们也许会觉得我在编造，但对我来说，那个场面就像一首诗。

这个年轻女子知道自己将不久于人世。但在跟她谈话时，她却很快活，她告诉我："我感谢命运给了我这么沉重的打击……以前的生命让我糟践了，我从没有认真考虑过精神完美的事。"她指着窗外："这棵树是我孤独中唯一的朋友。"透过窗户，她只能看到栗树的一条枝桠，上面开着两朵花。"我常常跟它交谈。"她对我说。我感到震惊，不知道如何回答。她是否在说胡话？她是否有了幻觉？我好奇地问，树是怎么回答她的。她告诉我："它对我说，我在这里，我在这里，我就是生命，永恒的生命。"

我们已经说过，犯人内在自我的状况最终不是取决于那些生理或心理条件，而是自主决定的结果。对犯人的心理观察表明，只有那些自甘沉沦、放弃对道德自我和精神自我内在把握的人才会成为集中营恶劣条件下的牺牲品。那么现在的问题是，所谓"内在把握"是什么意思？

从前的囚犯在回忆牢狱生活时都觉得集中营对人最压抑的影响是你不知道自己要被关多久，你不知道哪天会被释放（在我们那个集中营，对这个问题大家甚至谈都懒得谈）。实际上，犯人的刑期不光不确定，而且是无期限的。某位著名的心理学家就说过，集中营生活是一种"临时的存在"。我们还可以补充几个字，那是"未知期限的临时存在"。

新来的犯人一般对集中营的条件一无所知。那些从别的集中营来的犯人则不得不保持沉默，有些集中营则从来没有人回来过。一进入集中营的大门，人的心理就会发生变化。不确定性结束以后，又是结局的不确定性。你不可能预测这样一种生存状态何时能结束，或者到底能否结束。

拉丁词 finis 有两个含义："结尾或结局"和"要达到的目标"。看不到"临时的存在"何时结束的人，也不可能去追求生活的终极目标。他不再像正常人那样为了将来而生存。因此，他内在生命的这个结构就改变了，我们从生活其他领域所知道的堕落迹象就开始了。比如，失业工人的情况就是这样。他的存在成了临时性的，在一定意义上说，他不能够为未来而生活，也不可能确定什么目标。针对失业煤矿工人的研究表明，因为失业，他们受到一种特殊的、扭曲的心理时间的折磨。犯人同样饱受这种奇特的"时间—体验"之苦。在集中营，很短的时间，比方说一天，由于充满了折磨和痛苦，所以显得特别漫长。而大点的时间单位，比如一个星期，则过得很快。我的狱友都同意我所说的：在集中营里，一天过得比一个星期慢。我们的时间—体验是多么荒诞！在这一点，我们想起了托马斯·曼的《神山》，其中有一些非常到位的心理学评论。托马斯研究过人在类似集中营环境（比如隔离病区那些不知何时能回家的结核病人）中的心理变化过程。他们也经历着类似的生活状态——没有未来，没有目标。

有个从车站跟一大队新来的犯人一起走到集中营的犯人后来告诉我，他感觉到好像是走在自己的葬礼上。在他看来，自己的生活完全没有前途。他觉得自己的生命已经终结，好像已经死去。别的因素会强化这种感觉：在时间上，人会痛切地感受到集中营生活的无期；在空间上，则是监狱活动范围的逼仄。铁丝网外面的一切都那么遥不可及，那么不真实。外面的人和事对犯人有一种鬼魅般的影响。在犯人看来，外面的生活于他就好比死人从另一个世界观察现实一般。

看不到未来的人之所以自甘沉沦，是因为他发现自己老在回忆。我们曾经说过，犯人容易忆旧，为的是忘记眼前的痛苦。但剥去当下的现实性就会蕴涵着一个危险，那就是容易忽视积极度过集中营生活的机会，而的确存在这样的机会。将我们的"临时的存在"看做不真实的，本身就是使犯人丧失对生活的把握的重要因素，一切都成为无所谓的了。这种人忘了，正是在极端困苦的环境下，人才有实现精神升华的机会。他们不是把集中营的苦难看做对自身内在力量的考验，而是很不严肃地对待自己的生命，把生命轻易抛弃。他们更愿意闭上眼睛，生活在过去之中。对这些人来说，生命是无意义的。

自然地，只有极少数人能够达到极高的精神境界。但是，有一些人，虽然从世俗的角度看是失败的，但也曾经有过成为伟人的机会，而这种伟大是在通常环境下永远也不可能达到的。而我们当中另外一些平庸而三心二意的人，则正如俾斯麦所说："生活就好比看牙医。你总是觉得最难受的时候还没到，而实际上它已经过去了。"稍作改变，我们可以说集中营里绝大多数犯人都相信生命的真正机会已经过去了。但实际上仍有机会和挑战。除非你能够战胜那些经历，将生活转化为内在的胜利，否则就是忽视那些挑战，像绝大多数犯人那样，无声无息地枯萎下去。

要消除集中营生活对犯人在心理和病理方面的影响，就要运用心理治疗和心理卫生的方法，给他指明一个未来的目标，以使他恢复内在的力量。有些犯人本能地会给自己确定这样一个目标。人的独特之处在于只有人才能着眼于未来。在极端困难的时刻，这就是他的救赎之道，不过他得迫使自己将精神专注于此。

我就有过这样的经历。因为老穿破鞋，我的脚伤得很重。有一天，脚疼得厉害，我一瘸一拐地跟大家走了几公里路，从集中营到工地干活去。那天非常冷，寒风刺骨。我不停地想着悲惨生活中的琐屑之事。今晚吃什么？要是能额外得到一根香肠，要不要拿它去换一片面包呢？要不要用最后一支香烟去换一碗汤喝？去哪里弄一根好点儿的鞋带？到工地后是跟原来的小队一起干活儿呢，还是会被派到其他凶恶监工的小队去？怎样跟囚头搞好关系，让他帮我在营里找个活干，而不用走那么远的路到工地上？

我对时时刻刻想着这些琐事的情况感到厌烦了，就迫使自己去想别的事。突然，我看到自己站在明亮、温暖而欢快的讲台上，面前坐着专注的听众。我在给他们讲授集中营心理学！那一刻，我从科学的角度客观地观察和描述着折磨我的一切。通过这个办法，我成功地超脱出当时的境遇和苦难，好像所有这些都成了过去。我和我的痛苦都成为自己心理学研究的有趣对象。斯宾诺莎在《伦理学》中谈到"作为痛苦的激情，一旦我们对它有了清晰而明确的认识，就不再感到痛苦了"。

对自己的未来丧失信心的犯人，注定要走向毁灭。由于他对未来失去了信念，他也就丧失了对精神的把握。他自甘堕落，成为行尸走肉。通常，这会很快发生，通常的表现是精神崩溃，凡经历过集中营生活的人对此都非常熟悉。我们都害怕这一刻，不是担心我们自己，而是担心我们的朋友。一般来说，精神崩溃的犯人一开始是早上拒绝穿衣洗漱，或者拒绝出操。任何劝说、任何威胁对他都不起作用。他就那么赖在那里，一动不动。如果这种情况是疾病引起的，他会拒绝去病号区，也拒绝做任何有助于自己恢复的事。他就那样放弃了。他缩在自己的躯壳里，不再关心任何事情。

我有一次亲身体会到丧失对未来的信念跟这种危险的

放弃之间的密切联系。F——我的号长是一名小有名气的作曲家和词作家，有一天，他告诉我说："我跟你说点事，医生。我做了个奇怪的梦，梦里有个声音说，我可以许个愿，问任何我想知道的事，我都会得到答案。你猜我问了什么？我问他战争什么时候结束？你明白我的意思，医生。我就想知道什么时候能够得到解放。"

"你什么时候做的这个梦？"我问他。

"1945 年 2 月。"他说。当时是 3 月初。

"那个声音怎么回答你的？"

他诡秘地耳语道："3 月 30 日。"

当 F 告诉我这个梦时，他充满了希望，确信梦里那个声音所说的是正确的。但随着日子的临近，我们根据得到的消息判断，战争极不可能在那个日子结束。3 月 29 日，F 突然病了，发高烧。3 月 30 日，就是梦中声音告诉他战争将结束的那一天，他陷入了昏迷。第二天，他死了。从所有外表的症状看，他是死于伤寒。

凡是了解人的心理状态，了解他的勇气和希望或者缺乏勇气和希望与他自身免疫力有紧密联系的人都理解，突然失去希望和勇气会导致死亡。我朋友最终的死因是预言没有如期兑现，他绝望了。这使他身体抵抗力急剧减弱，导致潜伏的伤寒感染发作。他对未来的希望和活下去的意志都没有了，身体也就成为疾病的牺牲品——虽然他梦里声音所说的最终都应验了。

对这个病例的观察与从中得出的结论，跟我们集中营主任医生所注意到的情况是一致的。集中营在1944年圣诞节至1945年圣诞间的死亡率是最高的。他认为，原因不在于劳动强度增大，也不在于食物短缺或气候寒冷，甚至不是因为出现了新的流行病，而是由于多数犯人都天真地以为能在圣诞节前回家，而随着时间的推移，这种可能性越来越小，犯人失去了勇气，变得沮丧起来。这严重减弱了他们身体的抵抗力，导致许多人死亡。

正如前面所说，要想恢复犯人内在的力量，必须首先让他看到未来的某个目标。尼采说过："知道为什么而活的人，便能生存。"这可以作为所有心理治疗师的座右铭。

只要有可能，你就应该告诉病人为什么要活下去，一个目标就足以增强他们战胜疾病的内在力量。看不到生活有任何意义、任何目标，因此觉得活着无谓的人是可怜的，这样的人很快就会死掉。一般他们还会说："我对生活不再抱任何指望了。"对此，我们又该如何回应呢？

我们真正需要的，是在生活态度上来个根本的转变。我们需要了解自身，而且需要说服那些绝望的人：我们期望生活给予什么并不重要，重要的是生活对我们有什么期望。我们不应该再问生活的意义是什么，而应该像那些每时每刻都被生活质问的人那样去思考自身。我们的回答不是说与想，而是采取正确的行动。生命最终意味着承担与接受所有的挑战，完成自己应该完成的任务这一巨大责任。

这些任务（也就是生命的意义）在每个人身上、在每个时刻都是不同的，因此不可能对生命的意义作一般的定义。对生命意义的质疑，没有唯一的答案。"生命"的意义不是某种含糊的东西，而是非常实在和具体的。它构成人的命运，而每个人的命运都是独特的。你和你的命运无法跟任何其他人及其命运进行比较。生活永不重复，不同问题需要不同的应对。有时你会发现所处的情况需要你采取行动来确定自己的命运，有时你会觉得深思熟虑更为可取，有时你会发现顺其自然是正道。每种情况都有其特殊性，正确的应对也只能有一个。

如果你发现经受磨难是命中注定的，那你就应当把经受磨难作为自己独特的任务。你必须承认，即使在经受磨难时，你也是独特的、孤独的一个人。没有人能够解除你的磨难，替代你的痛苦。你独特的机会就依存于自己承受重负的方式之中。

作为犯人，我们这样的想法绝非脱离实际的臆想，这也是唯一能帮助我们解脱的想法。它使我们免于绝望，哪怕是处于看似毫无希望之时。我们早就过了质问生命意义的阶段，已经不是天真地想通过积极地创造某种有价值的东西实现某个目标的年龄了。对我们来说，生命的意义包含着从生到死受苦受难这一更广阔的循环。

一旦我们明白了磨难的意义，我们就不再通过无视折磨或心存幻想、虚假乐观等方式去减少或平复在集中营遭受的苦难。经受苦难成了一项我们不能逃避的任务。我们意识到了苦难中暗藏着的成功机会，诗人称这种机会为"要经受多少磨难啊"。里尔克所说的"经受磨难"就跟其他人说的"完成工作"一样。我们有太多的苦难要经受，因此，必须直面所有的苦难，不能软弱，眼泪是无用的，但也不必讳言流泪，因为眼泪见证了人们承受痛苦的巨大勇气。只有极少的人能意识到这一点。有时人们不好意思地承认自己曾经痛哭过，在被问及他是如何度过难关时，我的一个狱友就羞答答地说："我眼泪都哭干了。"

　　在集中营，如果可能进行心理治疗的话，其开端可能是个体性的，也可能是集体性的。个体的心理治疗措施常常是"救命程序"，这些措施一般与预防自杀有关。集中营有一条严格的规定，禁止抢救企图自杀的人，比如，严禁解救上吊自杀的人。因此，预防自杀就非常重要。

　　我记得两个想自杀的人，情况很相似。两人都谈到了自杀的念头——都觉得生活没有指望了。在这两个案例中，要让他们认识到生活还指望着他们、未来还指望着他们是困难的。实际上我们也发现，其中一人有个自己极为宠爱的孩子，在外国等着他；另一人则是一件事而不是一个人在等着他，他是个科学家，写了不少著作，还有很多著作需要完成。他的著作不可能由别人代写，就好比第一个人作为孩子的父亲无人能够替代一样。

这种独特性使每个人的情况千差万别，因此让每个人意识到生命的意义，也就使他有可能完成其创造性的作品，享受到人类之爱。一旦他意识到自己是不可替代的，那他就会充分意识到自己的责任。认识到自己对所爱的人或者未竟的事业的责任，也就永远不会抛弃自己的生命。他知道自己存在是"为了什么"，也就知道"如何"继续活下去。

在集中营进行集体性心理治疗的机会自然是极为有限的。在此种情况下，身教胜于言传。拒绝跟监狱当局同流合污的号长以其正直和勇敢拥有成千上百次机会对所辖犯人施加道德影响。行为的直接影响总是比言辞更有说服力。但有时如果心理接受能力受到某种外部影响的强化，言辞也是管用的。我记得一件事，当时，恰好由于某个外界情况恶化和监狱里所有犯人的接受能力空前高涨，该时期成为开展集体心理治疗的绝佳时机。

那是个糟糕的日子。出操时，许多行为被认为是破坏性的，所以从此以后对违反者要当场处以绞刑。这些行为包括从旧毯子上割下布条（垫膝盖）以及小偷小摸。几天前，一个饿得半死的犯人闯入土豆房偷了几个土豆。事情被发觉了，一些犯人认出了"窃贼"是谁。号长听说以后命令大家交出那个人，不然全体犯人就得饿一天。自然，2500 个犯人更愿意斋戒一天。

那天晚上，我们躺着，情绪低落。谁也不说话，听到什么都烦。更讨厌的是，灯也灭了。大家的心情糟糕到极点。但我们的号长是个聪明人，他当场就大家的心事进行了一番议论。他谈到了过去因疾病或自杀而死去的许多狱友。他也提到其死亡的真正原因就是放弃了希望。他觉得，应该防止今后出现类似极端的情况。在我看来，号长是有意提出这个忠告的。

天知道，我当时其实并没有心情对此事给出一个心理学的解释或者为此布道——为狱友提供一种灵魂治疗。我又冷又饿，暴躁而疲惫，但我必须利用这个难得的机会。在当时的情形之下，站起来鼓励大家的需要比任何时候都迫切。

因此，我开始念叨最琐屑的好事。我说即便在二战已进入第六个年头的欧洲，我们的情况也不像大家想象的那样糟。我说每个人都应该问自己一个问题：我们所遭受的难以挽回的损失是什么？我推测说，对绝大多数人而言，这样的损失很少。只要还活着，就有希望。健康、家庭、幸福、职业能力、财富、社会地位——所有这一切都有可能重新获得或者恢复原状。无论如何，我们的骨头架子都还没散掉。不管我们经受过多大的苦难，将来那都是一笔财富。我引用了尼采的话："那没能杀死我的，会让我更强壮。"

然后我谈到了未来。我说，客观地看，未来似乎确实是没有希望的。我也同意，每个人都可以假定自己活下来的机会渺茫。我告诉大家，尽管集中营还没有流行伤寒，我估计我自己活下来的希望是二十分之一。但我也对大家说，虽然如此，我也不想放弃希望。因为没有人知道未来将带给我们什么，更不用说下一个钟头会发生什么事情了。即便我们不敢设想以后几天会出现什么戏剧性的军事事件，有谁否认有时候转机会突然出现呢？比如，你可能会意外地被分配到一个条件较好的工作队去，而这就是犯人所谓的"好运气"。

我不仅谈到了未来以及未来头上蒙着的面纱，我还提到了过去，提到了过去所有的欢乐，它的光芒仍然照耀着现在的黑暗。我引用了某人的一句诗："你所经历的，世人夺不去。"不光我们的经历，还有我们的行动和所有的想法、所有的苦难都不会消失。尽管它们已经成为过去，但我们可以使它们存留在世上。"曾经是"也是一种"是"，甚至更为确定。

然后，我谈到赋予生命意义的许多机会。我告诉狱友们（他们都一动不动地躺着，有时也叹口气），在任何情况下，人的生命都不会没有意义，而且生命的无限意义就包含着苦难、剥夺和死亡。我要求在黑暗中专心听讲的狱友们正视当前严峻的处境。他们一定不能丧失希望，而应当鼓起勇气，坚持斗争，始终保持尊严，坚守生命的意义。我说有人在看着我们在艰难环境中的表现，这个人可能是朋友、妻子或者活着和死去的他人，甚至是上帝，他希望我们骄傲地而不是悲惨地面对苦难，并且清醒地知道如何对待死亡。

最后我讲到了我们的牺牲，每一次牺牲都是有意义的。这种牺牲的性质决定了它在正常世界即追求物质成功的世界看来似乎没有意义。但实际上我们的牺牲确有意义。我坦率地说，我们中间那些抱有宗教信仰的人能够理解这一点。我给大家讲了一个狱友的故事。他刚到集中营时试图跟天堂达成一个协议：以他所受的苦难拯救所爱的人免于痛苦。对这个人来说，苦难和死亡是有意义的，他的牺牲是最有意义的。他不想白白死去，而我们谁也不愿意白白死去。

我说这些话的目的，是在那个监狱里，在那种实际上无望的处境里，为我们的生命找到丰富的意义。我看到我的努力成功了，电灯再次亮起时，我看见狱友们蹒跚着向我走来，眼含泪水，充满感激。但我现在得承认，我很少有这样的内在力量跟苦难的狱友们做这样的交流，因此我一定错过了不少应该能够这么做的好机会。

现在，让我们来谈谈犯人心理反应的第三个阶段：解放后犯人的心理学。我们先思考一个问题：集中营看守们的心理构成都有些什么？人们经常向心理学家提出这个问题。尤其当他对这些事情有过切身体会时，更是如此。同样也是血肉之躯的看守，怎么能够像许多犯人说的那样去对待他的同类呢？如果你听到犯人的介绍，相信这样的事情确实发生过，你不免要问，从心理学的角度看怎么会发生这样的事呢？要简略回答这个问题，首先得澄清几点：

第一，看守中间有一些是虐待狂，而且是纯粹临床意义上的虐待狂。

第二，如果急需一队严苛的看守，这些虐待狂总会被选中。在工地干活的时候，如果允许我们去小炉子（烧的是树叶和碎木头）前暖暖身子，哪怕只是几分钟，我们也非常高兴。但总有几个监工以剥夺我们这点快乐为乐。他们不光禁止我们站在炉子前，还将炉子打翻，将可爱的火倒在雪地上。每当这时，这些监工的表情清楚地显露出他的快乐。如果党卫军讨厌某个犯人，他们中间总有那么几个不光喜欢而且精于虐待之道的同伙去折腾那个倒霉的囚徒。

第三，由于长期目睹集中营残酷对待犯人，多数看守的情感已经麻木了。这些在道德和心理上变得严酷的看守不会主动参与虐待，但也不会去阻止其他人那么做。

第四，需要说明的是，即使看守里面也有一些可怜我们的人。我被解放时所在集中营的司令就是个很好的例子。等解放以后才发现，那个司令自己曾经出了不少钱从最近的市场给犯人购买药品，① 这件事只有本身也是犯人的狱医知道。但也是犯人的囚头儿却比哪个党卫军都狠，他一有机会就殴打其他犯人，而就我所知，那个集中营司令从没对我们动过一根手指头。

显然，一个人是集中营司令还是犯人，不能说明任何问题。在任何团体里，都能发现人的仁慈，哪怕这个团体整体上应该受到谴责。团体的界限会有交叉，我们不能简单地下结论说哪些人是天使，哪些人是魔鬼。当然，在集中营环境的影响下，如果某个看守或者囚头儿仍能仁慈地

---

① 提起这位党卫军司令，曾经有过一件趣事，与那些犹太犯人对他的态度有关。战争结束的时候，美国军队解放了我们这些犯人，而三个匈牙利籍犹太犯人将那位司令掩藏在了巴伐利亚的丛林中，然后他们找到美军的指挥官（他正组织抓捕集中营司令），说他们可以帮他找到司令，但有一些条件：美军指挥官必须保证绝不允许任何人伤害司令。过了一会，美军指挥官答应三个犹太人，抓到党卫军司令后保证不许任何人伤害他。美军指挥官不仅信守了诺言，而且那个党卫军司令实际上被官复原职，负责监督从附近村子里收集衣物并向我们发放，而我们当时仍然穿着从奥斯维辛那些没我们幸运、被送到毒气室杀害的犯人身上扒下来的衣服。

对待犯人，那是他了不起的造化。另一方面，如果某个犯人残酷地对待自己的狱友，那他心理的龌龊也达到了让人难以启齿的地步。犯人们对这类缺乏人性的囚头儿尤其痛恨，而对看守表现出来的极小的仁慈却至为感激。我记得有一天，一个监工悄悄给了我一片面包，那一定是他从早饭中省下来的。当时我感动得热泪盈眶，不只是因为一块面包，他所给我的还有一份人性，跟礼物相伴的是他温暖的话语和仁慈的表情。

综上所述，大家可以看出，世界上有（且只有）两类人——高尚的和龌龊的。任何地方都有这两类人，人类社会的所有团体中也都有这两类人。没有哪个团体纯粹由高尚的人或者龌龊的人组成。从这个意义上说，不存在纯粹类型的团体。因此，即使在集中营看守当中，你偶尔也能发现一个高尚的人。

集中营生活撕开了人的灵魂，暴露出人性的深处。在人性的深处，如果你发现人类在本性上就善恶交织，你还会觉得奇怪吗？所有人的心里都有一道划分善恶的分水岭，它一直延伸到人性深处，通过集中营所展现出的人性深渊的最底部，此刻，你也能清楚地看出来。现在是集中营心理学的最后一部分——被释放的犯人的心理学。在描述被解放以后的感受时，我们从经过几天紧张等待后发现集中营门口挂着白旗的那个早上说起。内心紧张不安之后是彻底的放松，但要说我们高兴得发了狂就错了。那么，当时到底发生了什么？

那一刻，犯人们拖着疲惫的身体，走向集中营大门。我们胆怯地看看周围，看看彼此，疑惑不解。然后，我们壮着胆子走出了集中营。这一次没人命令我们回去了，也不需要猫腰缩背躲避击打。哦不！看守还给我们发了香烟！一开始我们几乎不敢认他们，他们这么快就换上了文明的外衣。我们沿着通向集中营外面的路慢慢地走着。很快我们的腿就开始疼，像要散架似的，但我们还是蹒跚着继续走，我们想用自由人的眼睛第一次看看集中营的周围。"自由"——我们不停地自言自语，这些年来，我们念叨这个词无数遍了，梦里都想着"自由"，以至于搞不清楚它的含义了。我们并没有意识到自己已经"自由"了，我们不明白"自由"现在就属于我们。

我们到了长满野花的沼泽，看到并且意识到它们就长在那里，但一点感觉也没有。当我们看到一只尾巴上长着五颜六色羽毛的山鸡时，重新有了一丝欢快的感觉，但它一闪而过，因为感觉自己还不属于这个自由的世界。

晚上，我们又聚在一起，有人悄悄对另一个人说："告诉我，今天你高兴吗？"

另一个人回答："说实话，不！"他不知道，大家都是这个感觉。我们已经丧失了感受快乐的能力，要慢慢地重新培养这种能力。

从心理学的角度讲，得到解放的犯人最初的感觉叫"人格解体"。一切都显得不真实、不可能，像是在梦中一样。我们不能相信这是真的。过去的几年里，我们被梦欺骗了多少回呀！我们梦到解放的一天到来了，我们获得了自由，回到家，受到朋友们的欢迎，被妻子拥抱，坐在桌子旁给大家讲述自己的经历，甚至告诉他们自己在梦里是如何得到解放的，然后是一声尖利的哨音——起床的哨音——在耳边响起，我们自由的美梦也就结束了。而现在，梦想变成了现实，但我们真能相信吗？

与精神相比，身体所受的束缚要少一些。从最初的时刻起，身体就充分利用了刚刚获得的自由。我们开始不停地吃，甚至半夜也要起来吃东西。人的胃口可真大呀。如果一个犯人被附近某个友好的村民邀去做客，他吃呀吃，然后喝咖啡，接着口无遮拦地讲话。多少年的心理压力一旦消失了，听他说话，你会觉得他是不得不说，他抑制不住说话的欲望。我认识一些人，他们只经受过短暂的心理压力（比如被盖世太保纠问过一次），也会有类似症状。许多天后，直到有一天，不仅舌头松动了，内心的某种东西也松动了，感情才会突然冲破一直束缚着它的枷锁。

解放后不久的一天，我在田野里散步，穿过繁花盛开的沼泽，一直走到邻近集中营的市场。云雀在天上飞过，我能听到它们在快乐地歌唱。方圆数里内，空无一人，只有空旷的田野、寂静的天空和歌唱的云雀，一片自由的空间。我停住脚步，观察四周和天空，然后跪在地上。那一刻我几乎忘了自己，忘了整个世界的存在。脑子里来来回回只有一句话："我从心底呼唤着上帝，他在自由的空间回答了我。"

我不记得这样跪了有多久，念叨这句话有多少回。但我知道，就在那一天，那一刻，我的新生活开始了。我一步一步地恢复，直到再次成为人。

消除在集中营最后几天那急剧的心理紧张过程（就是从神经紧张到心理平静）不是一帆风顺的。如果说得到解放的犯人不再需要精神抚慰了，那是错误的。我们要认识到，一个人长期处于高度紧张的状态，一旦得到解放，反倒面临着某种危险，尤其是在巨大的心理压力突然消失的情况下。这种危险（在心理的意义上）就是心理的减压病。正如潜水员突然离开潜水舱会损害他的身体健康一样，犯人突然从高度紧张的集中营得到解放，也可能遭受道德和精神方面的损伤。

在这一心理阶段，资质比较愚钝的人不太容易摆脱集中营生活中司空见惯的残忍行为的影响。获得自由以后，他们觉得自己可以随意而轻率地运用自己的自由了。对他们来说，唯一改变的是现在他们由被压迫者成了压迫者。他们是暴力和不公的施予者，而不是接受者。他们痛苦的经历成了为所欲为的借口，这种情况在小事中就能很清楚地看出来。有一回，我跟一个朋友穿过农田正朝集中营方向走，突然到了一块长着绿油油庄稼的田地。我本能地想绕道走，但他拽着我的胳膊，径直从地里穿了过去。我嘀咕了几句，大概是说不该践踏青苗。他生气了，恼怒地瞪了我一眼，吼道："你甭说啦！他们夺走了我们多少东西？我老婆和孩子都被毒死了，更别说其他了，你却不许我踩几根庄稼！"

这一类人慢慢地才能被引导回常识性的真理，即谁也没有权利为非作歹，哪怕别人曾经这样对待你。我们必须努力让他们回归正道，否则所造成的损失远远大于几株青苗。我仍然记得，有个犯人卷起衣袖，把右手伸到我鼻子下面，吼道："我一旦能够回家，这只胳膊要是不沾上血迹，我就把它锯掉！"我想强调一句，说这话的人并不坏，在集中营和后来的日子里，他都是我最好的朋友。

除了由于集中营生活的压力突然消失带来的道德出轨外，还有两大因素可能损害被解放囚犯的人格：回到原来正常生活后的心酸和理想情景的幻灭。

心酸是因为在家乡碰到了许多不如意的事。回家后，当他发现人们在许多场合遇到他时仅仅是耸耸肩膀或说上几句怪话，他就会觉得难过，会问自己凭什么他要经受这一切。当他到处都听到类似的话："我们不知道还有这事"，"我们的日子也不好过"，他就会问自己，他们难道就不能说点别的？

幻灭的体验也是不同的。那不是因为犯人周围人的言谈，而是因为命运本身的残酷。一个男人，好几年都在想自己的苦难已经达到了极限，却发现苦难还没有完，他还得经受更多、更深重的苦难。

我们在说到给予集中营犯人精神力量的时候，曾经讲过应该给他一个未来生活中值得期待的目标。要提醒他，生活在等着他，亲人在等着他回家。但被解放以后呢？一些犯人发现没有人在等他。他发现那个记忆中给予他力量的人已经死去！他发现，梦想成真时，一切并非如他所愿！当他踏上电车，奔赴多年来魂牵梦绕的家乡，正如多少次梦见的那样，摁响了故居的门铃，却发现那个该开门的人没有出现，而且永远不会出现！

在集中营里，我们说世间任何幸福都不能补偿我们遭受的苦难。我们不是在祈求幸福，它不是给予我们勇气并为我们的痛苦、牺牲以及死亡赋予意义的东西，但我们对不幸仍然毫无准备。为数不少的犯人经历过这样的幻灭感，这也是他们自己最难以度过，更是心理学家最难以帮助他们度过的难关。但心理学家不应为此气馁，相反，应该更积极地迎接这一挑战。

不过，对于每个真正得到解放的犯人来说，当他回首集中营的经历时却不再能理解自己是如何活下来的。当所有的事物成为美丽的梦境，真正的解放到来了。因此，当他们觉得集中营的全部经历仅仅是一场噩梦而已时，他们最后的解放也就到来了。

对于回家的犯人来说，最重要的体验是在他经受了那么多苦难之后，除了上帝，他不再畏惧任何东西，那种体验有着无与伦比的美妙感觉。

第二部分 《《

······

意 义 疗 法

》》

······

读过我简短的自传故事后，人们通常会要求我全面而直接地阐明我的治疗原理。因此，在《从死亡集中营到存在主义》的第一版中，我附加了关于意义疗法的简介。但看来还是不够，很多人要求我做更为详细的介绍。这样，在这一版我改写了简介，增加了不少内容。

这个任务可不简单。要用简短的篇幅向读者介绍需要20卷德语著作才能完成的内容，几乎是不可能的。这使我想起了一位美国医生，有一天，他来到我在维也纳的办公室，问道："大夫，你是心理分析家吗?"我当即回答，"严格说来，与其说是心理分析家，倒不如说是心理治疗师"。他接着问："那你属于哪个学派?"我说，"我自成一派，称作'意义疗法'"。"你能否用一句话告诉我意义疗法的含义？"他问，"至少告诉我心理分析跟意义疗法的区别？""好的，"我说，"但首先你能否用一句话告诉我心理分析的精髓是什么？"他答道："在心理分析的过程中，患者需要躺在诊察台上，告诉你那些有时难以启齿的事情。"我马上回答："在意义疗法中，患者需要笔直地坐着，倾听那些有时很不中听的事情。"

当然，这是玩笑话，并非对意义疗法的概括。不过，我的话也有一定的道理，即与心理分析相比，我的意义疗法不那么内省和溯旧。相反，意义疗法着眼于未来，着眼于患者在将来应当完成的意义（意义疗法是着重于意义的心理疗法）。同时，意义疗法还对所有的恶性循环群系和反馈机制进行散焦，因为它们在神经官能症的发展过程中起着极其重要的作用。这样做就破解了而不是持续地促进和强化神经官能病患者的自我中心症结。

我这么说当然是过于简单化的一种表述，但意义疗法的确让患者直面并重新认识生命的意义。让他意识到这一意义会大大增强他克服神经官能症的能力。

　　让我解释一下为什么我的理论要取"意义疗法"这个名字。Logos 是个希腊语词，指的是"意义"。意义疗法，或者某些学者所谓的"心理疗法的第三个维也纳学派"，着眼于人类存在的意义以及对这种意义的追求。根据意义疗法，努力发现生命的意义正是人最主要的动力。这就是为什么我用"追求意义"一词，而不用弗洛伊德心理分析学说强调的快乐原则（我们也可以叫它"追求快乐"），也不用阿德勒心理学派的"追求权力"或者"追求优越"之说。

追求意义

人类对生命意义的追求是其主要的动机，而不是什么本能驱动的"次级合理化"。这种生命的意义是独特的，因为只是并且只能是由特定的某个人来完成。也只有这样，他才满足了自己追求意义的独特愿望。一些学者认为，意义和价值"不过是心理防御机制的反向形成和升华法而已"。① 但在我看来，我就不愿意单单为自己的"心理防御机制"而活着，也不愿意仅仅为了自己的"反向

_____

① 译者注：无意识的冲动在意识层面上向相反方向发展，人的外表行为或情感表现与其内心的动机欲望完全相反，这在心理学上称为"反向形成"。

形成"而送死。人，能够为了自己的理想和价值而活，甚至为此付出生命！

几年前，法国人曾做过一项民意测验，结果显示，89%的被访者承认人需要"某种东西"才能活下去。另有61%的人承认自己的生活中确有某种东西或者某个人是自己愿意为之献出生命的。在我维也纳的医院里，我在病人和医护人员中间重复了这一测验，结果与法国的测验结果几乎一样，仅仅相差2%。

约翰·霍普金斯大学的社会学家还对48所大学的7948名大学生做过一项统计调查。其初步报告是全国精神卫生研究所资助的一项为期两年的研究项目的一部分。在被问及什么是你目前最主要的事情时，16%的学生回答说是"赚很多钱"，78%的学生回答其首要目标是"找到生活的目的和意义"。

当然，个别学生可能对价值的重视只不过是其隐蔽的内心冲突的说辞，但即使这样，那也仅仅说明了一种例外而不代表规律。如果是这样，我们就需要对付伪价值并剥去其伪装。不过，要是发现被访者的回答是真实的，那么我们就应该停止剥去伪装的过程。如果这时候不停止，那么"剥去伪装的心理学家"所剥去的就是他自己的"隐蔽的动机"——即潜意识里贬低人们真正需要的需要。

存在之挫折

　　人对意义的追求也会遇到挫折，这就是意义疗法所谓的"存在之挫折"。"存在"一词有三种含义：（1）存在本身，比如人特定模式的生存；（2）存在的意义；（3）对个体存在之意义的追求，即对意义的追求。

　　存在之挫折也会导致神经官能症。这类病症在意义疗法中称作"意源性神经官能症"，以区别于传统意义上的神经官能症。知源性神经官能症不是心源性的，而是意源性的。这是意义疗法中专门针对人的情况而设计的概念。

意源性神经官能症

意源性神经官能症的发生不是由于欲望与本能的冲突，而是由于存在本身出现了问题。其中，追求意义过程中遇到挫折是一个很重要的原因。

显而易见，治疗意源性神经官能症最适当、最有效的办法不是一般意义上的心理疗法，而是意义疗法，只有意义疗法能够突出人特有的意识。

举个例子。一位美国高级外交官到我在维也纳的诊所，想继续做心理分析治疗，他是五年前开始跟纽约某位心理分析师进行这种治疗的。首先我问他，为什么五年前开始做这种治疗？为什么觉得自己需要这样的治疗？实际情况是，这位患者不满意自己的职业，觉得自己跟美国的外交政策不合拍。他的心理分析师一遍又一遍地告诉他，他应该跟自己的父亲和解，因为美国政府以及他的上司就是他父亲的象征，因此他对工作的不满是由于他潜意识里对父亲的仇恨。在持续五年的心理分析治疗过程中，心理分析师不断地敦促他接受这样的解释，最后他就只能看到象征之树而看不到实际之林了。通过几次谈话，我发现他追求意义的努力遇到了职业方面的挫折，他希望干别的行当。虽然目前并没有任何放弃外交官这种职业的理由，但他还是离开了外交部，选择了其他职业，结果非常好。他对新职业非常满意，距今已经有五年多了。我不相信这位外交官是神经官能症患者，也不觉得他应该接受心理分析治疗，甚至不认为需要对他采取意义疗法，道理很简单：他压根儿就不是病人。并非所有冲突都是神经官能症性质的，一定程度的冲突是正常的、健康的。同样，苦难也不总是病理现象，苦难非但不是神经官能症的症状，反而可能是个人进步的表现，如果苦难是由存在之挫折引致，就更是如此。我坚决否认人对其存在意义的追求（或对其存在意义的怀疑）是源于或者会导致任何疾病。存在之挫折本身既非病理性的也非病源性的。人对于生命价值的担心乃至绝望是一种存在之焦虑，而绝非心理疾病。医生很可能是用后者去解释前者，导致他看不到患者对存在之绝望。而医生的任务本该是引导患者度过其成长和发展过程中出现的存在危机。

意义疗法的目的是帮助患者找到他生命的意义。在这个意义上讲，意义疗法也是个分析过程，因此它类似于心理分析法。不过，虽然意义疗法试图唤醒患者潜意识中的某种东西，但其方法不仅仅限于将患者的活动限制在个人潜意识中的本能事实，而且还关注诸如存在的潜在意义以及对意义的追求。然而，尽管任何心理分析师都会避免将意识层面包含在其治疗过程中，他们仍会试图使患者意识到他内心深处渴望的东西。意义疗法把人看成这样一种存在：他主要的担忧是实现某种意义，而不仅仅是满足欲望和本能的需求，或者是调和本我、自我与超我之间欲望的冲突抑或适应社会和环境，在这一点上，它与心理分析分道扬镳。

心理—动力

　　人对意义的追寻会导致内心的紧张而非平衡。不过，这种紧张恰恰是精神健康的必要前提。我敢说，世界上再没有别的能比知道自己的生活有意义更能有效地帮助人活下去（哪怕是在最恶劣的环境下）。尼采的一句话很有智慧："知道为什么而活的人，便能生存。"我认为这句话是任何心理治疗都应当遵循的座右铭。在纳粹集中营里，你会发现，那些知道自己的生命中还有某项使命有待完成的人最有可能活下来。写过集中营题材的其他作者及在日本、韩国和越南战争的战俘营里做过精神病调查的人也得出了相同结论。

就我个人而言，我在被关押在奥斯维辛集中营时，一部待出版的手稿被他们没收了。①重写这本书的渴望的确有助于我战胜集中营严酷的处境。比如，在巴伐利亚集中营时，我得了伤寒热，却在碎纸片上记了许多笔记，希望如果有幸活到解放那一天，这些笔记会帮助我重写那本书。我确信，在巴伐利亚集中营那漆黑的监狱里重写那部被没收的书，这有助于我避免可能发生的心血管衰竭的危险。

因此，我们可以看到，精神健康有赖于一定程度的紧张——即已完成的和有待完成的任务之间的紧张，或者是当下状态与理想状态之间的差距。这种紧张是人固有的，也是精神健康所必不可少的。因此，我们应毫不犹豫地以患者有待完成的潜在意义去激励他。只有这样，我们才能唤醒他内心潜在的追求意义的意志。我认为，某些精神卫

---

① 那是我第一本书的初稿，纽约的阿尔福雷德·A.科普夫于1955年出版了其英文版，书名是《医生与灵魂：意义疗法导论》。

生学说主张人最需要的是平衡（生理学术语称为"体内平衡"），这种说法是错误和危险的。人实际需要的不是没有紧张的状态，而是为追求某个自由选择的、有价值的目标而付出的努力和奋斗。他需要的不是不问代价地消除紧张，而是某个有待他去完成的潜在意义的召唤。人所需要的不是"内稳态"①，而是我所谓的"精神动力"，也就是存在的动力处于一个紧张的极化区（其中一极代表有待完成的意义，另一极代表意义所期待的主体）。我们不应该认为这只有在正常情况下才是正确的，它对患有神经官能症的个体来说更为有效。建筑师要想加固常年失修的拱顶，就得加大拱顶上面的负重，以使其各部分更紧密地结合在一起。同理，治疗师要想促进患者的心理健康，也不应当忌讳让患者重新关注生活目标以使他内心产生相当程度的紧张。

---

① 译者注：是指身体内部能够保持一定的动态平衡，即不管外部环境如何变化，生物体的体内环境总是保持稳定。

我已阐述了让患者重新关注生活意义在治疗上的良好
效果，许多患者抱怨生活完全没有意义，他们受到内心空
虚的困扰，我把这种症状称作"存在之虚无"。

　　　　　　　　　　　活出生命的意义 ▶

存在之虚无

　　存在之虚无是 20 世纪普遍存在的现象，这也可以理解，它可能是由于人类在成为真正的人的过程中所经受的双重丧失。在人类历史之初，人丧失了赖以指导其行为并因此产生安全感的某些动物本能。动物所具有的那种安全感，好比天堂一样，对于人类来说是永远地失去了，人类不得不做出选择。此外，在最近时期，人类还遭受到另一种丧失，那就是原本作为其行为根基的传统迅速地消减。丧失了告诉他必须做什么的本能，丧失了告诉他应该做什么的传统，有时人甚至连自己想做什么都不知道。这样，他要么去做别人所做的事（随大流），要么做别人希望他做的事（集权主义）。

最近一项统计调查显示，在我的欧洲学生中，25%的人多少都有存在之虚无症状。在我的美国学生中，这个数字不是25%，而是60%。

存在之虚无的主要表现是厌倦。现在我们能够理解叔本华的话了：人注定要徘徊在焦虑和厌倦这两极之间。事实上，对精神病学家来说，厌倦所带来的问题要比焦虑带来的多。而且这些问题日益严重，因为自动化可能导致普通工人的闲暇时间越来越多，而许多工人不知道该如何利用这些大量的闲暇时间。

比如，我们来看看"星期日神经官能症"——人们在忙碌了一周后，突然觉得生活没有了内容，其内心的空虚感凸显出来。类似抑郁、暴躁和药物依赖这样的普遍现象，除非我们承认其背后的存在之虚无，否则是难以理解的。领养老金的人和年长者容易出现这样的危机，也是因为同样的道理。

此外，存在之虚无还戴着各种各样的面具和伪装出现。有时，遭遇挫折的人对意义的追求会通过追求权力

（包括追求权力之最原始的形态即金钱）得到替代性补偿。还有一些时候，遭遇挫折的人对意义的追求会被追求享乐所替代。这就是为什么存在之挫折常常会转向性补偿的缘故。在这类病例中，我们可以观察到性行为在存在之虚无中会变得异常恣肆。

神经官能症病例中也有相似情况，我后面会谈及一些反馈机制和恶性循环群系种类。人们注意到，这种症状侵入存在之虚无中，会在那里继续滋长。在这类患者中，我们需要治疗的不是意源性神经官能症。无论如何，假若我们不能在心理治疗之外辅以意义疗法，那我们永远也不可能治愈他们。因为通过填补患者存在之虚无，他就能够免于复发。因此，意义疗法不仅针对意源性神经官能症，也针对心源性神经官能症，有时对体源性（假性）神经官能症也有疗效。这样看来，马格达·B. 阿诺德的话不无道理："任何一种治疗方法必然也是意义疗法，不管后者所占比重是多少。"

我们再来看看患者对生命的意义这个问题是怎么回答的。

生命之意义

　　我觉得没有哪个医生能够用概括性的语言来回答这个问题。因为生命的意义在每个人、每一天、每一刻都是不同的，所以重要的不是生命之意义的普遍性，而是在特定时刻每个人特殊的生命意义。这个问题就好比问一个棋手："告诉我，大师，世界上最佳的招法是什么？"离开特定的棋局和特定的对手，压根儿不存在什么最佳的招法，甚至连较好的招法也不存在，人的存在也是这样。你不应该追问抽象的生命意义。每个人都有自己独特的使命。这个使命是他人无法替代的，并且你的生命也不可能重来一次。这样，每个人生命的任务就是特定的，完成这些任务的机会也是特定的。

由于生命中每一种情况对人来说都是一种挑战，都会提出需要你去解决的问题，所以生命之意义的问题实际上被颠倒了。人不应该问他的生命之意义是什么，而必须承认是生命向他提出了问题。简单地说，生命对每个人都提出了问题，他必须通过对自己生命的理解来回答生命的提问。对待生命，他只能担当起自己的责任。因此，意义疗法认为，负责任就是人类存在之本质。

存在之本质

　　对责任的强调反映在意义疗法的绝对命令中:"要像是在经历第二次生命,仿佛你已经获得重生;再不要像过去那样,一定要避免犯同样错误!"在我看来,没有比这几句格言更能激发人的责任感了。首先,它要求你设想现在就是过去;其次,过去能够被改变和修补。这就使人能够直面生命的有限性及自身生命的终结性。

　　意义疗法试图使患者认识到自己的责任,因此必须使他决定自己为什么负责、对什么负责以及对谁负责。这也是为什么意义疗法师在所有心理治疗师当中最不愿意对患者进行价值评判的原因,因为他绝对不允许患者将评判的责任转移给医生。

因此，要让患者自己决定是否应该将生命的任务解释为应该对社会或自己的良心负责。不过，有人不仅仅把自己的生命看作是赋予他们的任务，也是监工分派给他们的任务。

意义疗法既非说教亦非祈求，既不是道德劝戒也不是逻辑推理。用一种形象的方法来比喻就是，治疗师扮演的角色好比眼科专家而不是画家。画家试图向我们表达他自己所见的世界是什么样子，而眼科医生试图让我们自己去观察世界实际上是什么样子。意义疗法师的作用是拓展患者的视野，使他意识到其生命潜在的所有意义。

我们说人要担负起责任，要实现生命的潜在意义，是想强调生命的真正意义要在世界当中而不是内心去发现，因为它不是一个封闭的系统。我将这种构成特点表述为"人类存在之自我超越"。它表明了一个事实：人之所以为人，是因为他总是指向某种事物或某人（他自己以外的某人）——不论是作为有待实现的意义还是需要面对的他人。人越是忘记自己——投身于某种事业或献身于所爱的人——他就越有人性，越能实现自己的价值。所谓自我实现，绝不是指某种可以实现的目标，因为人越是追求这个目标，越是容易失去它。换句话说，自我实现可能是自我超越唯一的副产品。

至此，我们已经说明生命的意义总是在变化，但作为意义永远不会消失。按照意义疗法，我们可以用三种不同的方式来发现生命之意义：（1）通过创立某项工作或从事某种事业；（2）通过体验某种事情或面对某个人；（3）在忍受不可避免的苦难时采取某种态度。第一种就是成就或成功，其意义显而易见。第二种和第三种需要进一步解释。

找到生命之意义的第二种方法是通过体验某种事情——如真善美——通过体验自然和文化或体验另一个人的独特性——就是说去爱某个人。

爱是直达另一个人内心深处的唯一途径。只有在深爱另一个人时，你才能完全了解另一个人的本质。通过爱，你才能看到所爱的人的本质特性，甚至能够看到他潜在的东西即他应当实现而尚未实现的东西是什么。只有通过爱，才能使你所爱的人实现他的全部潜能。通过使他认识到自己的所能和应为，他就会实现自己的潜能。

在意义疗法中，爱不是被解释为仅仅是性欲和本能的副现象① （即所谓升华）。爱与性一样，都是一种主现象。

---

① 即作为主现象之结果而发生的现象。

通常，性是爱的表达方式。只有作为爱之载体的性才是正当的，甚至是神圣的。这样，爱就不能仅仅被理解为性的副产物，相反，性是被称作爱的最终合一这种体验的表达方式。

找到生命之意义的第三种方法就是忍受苦难。

苦难之意义

　　我们一定不能忘记，即使在看似毫无希望的境地，即使面对无可改变的厄运，人们也能找到生命之意义。那时重要的是，能够见证人类潜能之极致，即人能够将个人的灾难转化为胜利，将个人的厄运转化为人类之成就。当我们无法改变客观现实时——比如患了不可治愈的癌症——我们就面临着自我转变的挑战。

　　我举个再清楚不过的例子：一名年迈的、患有严重抑郁症的全科医生向我咨询，他无法接受妻子的死亡（她在两年前去世，他爱她胜过世上的一切）。我怎么才能帮助他呢？我该告诉他些什么？我努力克制自己，不说别的，而是对他提出这样一个问题："医生，如果你先她而去，而你太太在你死后还活着，那会怎么样？""啊，"他说，"那她可就受苦了，她怎么受得了啊！"我马上回答："你看医生，她免除了这样的痛苦，你替代了她的痛苦——当然，代价是你现在还活着，并且陷入了深深的痛苦中。"他没再说话，摇了摇头，悄然离开了我的办公室。在一定意义上，一旦找到了意义（比如牺牲的意义），痛苦就不再是痛苦了。

当然，这不是本来意义上的治疗，因为，首先，他的抑郁还不能称为病症；其次，我不能改变他的命运，我不能让他的妻子复活。但在那一刻，我的确成功地改变了他对待不可改变之命运的态度，从此以后，他至少看到了自己痛苦的意义。这就是意义疗法的要义之一：人主要关注的不是获得快乐或避免痛苦，而是看到其生命的意义。这也是人们为什么甚至准备着去受苦，在这个意义上，他的痛苦有了意义。

但是，我还要更清楚地进一步阐述：无论如何，遭受痛苦不是寻找意义的必要方式。我的意思是说，即使在遭遇痛苦时，人们也有可能找到意义——假如痛苦是不可避免的话。如果痛苦是可以避免的，那么有意义的事就是去消除痛苦的根源，不论这种原因是心理的、生理的或政治的。遭受不必要的痛苦与其说是英雄行为，不如说是自虐。

爱迪思·威斯科普夫·焦尔森生前是佐治亚大学的心理学教授，她在一篇意义疗法的论文中表示："我们目前的心理—卫生哲学强调的是，人应当幸福，而不幸福是调适不当的结果。这样一种价值体系可能会造成这样的后果：不可避免的不幸之重负由于对不幸感到不幸而变得更加严重了。"在另一篇文章中，她表示希望意义疗法会"有助于抵制美国当代文化中某些不健康的潮流，因为在那里患有不治之症的人很难有机会为自己的痛苦感到骄傲，几乎很少有人觉得疾病能使人更加高尚，通常认为它是贬损性的"，以至于"他不仅感到不幸，而且对不幸感到耻辱"。

在某些情况下，人被剥夺了工作或者享受生命的机会，但痛苦的不可避免是永远也不会被排除的。在勇敢接受痛苦之挑战时，生命在那一刻就有了意义，并将这种意义保持到最后。换句话说，生命之意义是无条件的，因为它甚至包括了不可避免之痛苦的潜在意义。

让我回忆一段可能是我在集中营里最深切的体验。在集中营里，生存下来的概率不超过二十八分之一，这可以通过精确的统计数字得到证明。我第一本书的手稿（我在到达奥斯维辛集中营后就把它藏在大衣里）能够抢救回来的可能性就更加渺茫了。因此，我不得不努力地减轻失去自己智力成果的痛苦。而现在看来，集中营的幸存者中似乎没有谁比我活得更长，也没有人的智力成果能够超越我。因此我发现自己面临这样一个问题：我在那种境遇中的生命是否完全没有意义？

我没有注意到自己苦苦寻求的答案已然存于我心，并且不久我就得到了它。当时我上缴了自己的衣服，换上了被送往毒气室的囚犯们留下的破烂衣衫。在那衣衫的口袋里，我发现了一页从希伯来祈祷书中撕下来的经文，里面包括犹太经文中最重要的《施玛篇》。除了按照经文的指示行事外，我不知道该如何解释这个巧合。

过了一些时候，我觉得自己马上就会死去。在这个关键的时刻，我的担忧与绝大多数狱友不一样。他们的问题是："我们能从集中营活着回家吗？如果不能，所有这些苦难就都没有意义。"而我感到困惑的问题是："所有这些苦难、死亡到底有没有意义？如果没有，那么压根儿就不该忍受。基于这种偶然之上的生命——不论你是否逃跑——压根儿就不值得活下去。"

次临床的问题

　　如今，精神病专家面临越来越多的病人提出的人生问题，而不是神经官能症。现在一些人去看精神病专家，问的都是以前向牧师或拉比提出的问题。现在他们不愿意再去找神职人员了，而是去找医生请教诸如"我生命的意义是什么"这样的问题。

意义治疗的心理剧

举个生活中的实例。有一次，一位母亲来到了我的诊所，她的儿子在 11 岁时不幸夭折，她几次自杀未遂。克尔特·科克尔克大夫请她参加一个治疗小组，他在导演心理剧时，我正好进去。她在讲述自己的故事。孩子死了以后，就剩下她和另一个患小儿麻痹的残疾儿子，那个可怜的残疾孩子离不开轮椅，这位母亲对自己的不幸心有不甘。但是当她企图带着残疾儿子一起自杀时，儿子制止了母亲：他还想活着！对他来说，生命仍然是有意义的。那为什么母亲不这样看呢？我们怎样才能帮助她认识到这一点呢？

我临时加入了讨论。我问小组里另外一名妇女多大年纪，她回答说 30 岁。我说："不，你不是 30 岁，而是 80 岁，正躺在临终的床上。你正在回首往事：没有子女，但不缺钱财，而且有很高的社会地位。"然后，我请她想象在这样的情况下她会是什么感受。"你怎么看？你会对自己说什么？"让我引述她的原话（谈话有录音）："啊，我嫁给了个百万富翁，家财万贯，我没有白活！我跟男人们调情。我拿他们逗乐！但我现在 80 岁了，没有孩子。回头想想，我想不出自己都做过哪些有意义的事情。我得说自己的生活完全失败了。"

然后，我请残疾孩子的母亲也想象一下。让我们听听她在磁带里是怎么说："我想要孩子，这个愿望我是满足了；一个孩子死了，另一个残疾，要是我不照顾他，他就得被送到福利院。尽管他残疾了，生活不能自理，可他终归是我的孩子。而我也尽我所能让他生活得快乐。"在这个时候，她哭了起来，继续说道："至于我自己，我可以平静地回顾自己的生活；我做了自己所能做的一切——我为孩子付出了一切。我的生活没有失败!"通过从临终床上回顾自己的一生,她突然看到了生命的意义,其中甚至包括她的痛苦。通过这个办法也可以让她看到,哪怕是短暂的生命,比如她那死去孩子的生命,也可以充满快乐和爱,比起 80 岁的生命来说毫不逊色。

过了一会儿,我向小组提出了另一个问题:为了开发小儿麻痹疫苗,一只猴子被一次次地扎针,它是否能够把握其痛苦的意义呢? 小组里的人一致认为它不能,以猴子有限的智力,它不可能进入人类的世界,只有人类才能够理解痛苦的意义。然后我进一步提出问题:"人类就能把握痛苦的意义吗? 你们肯定人类世界就是宇宙进化的终点站? 人类世界之外难道就没有另外一个世界,在那个世界里,可以找到对人类痛苦的终极意义的答案?"

这种终极意义必定超出了人类有限智力的范围。在意义疗法中，我们就是在这一超级意义的背景下进行陈述的。人需要做的，不是像某些存在主义哲学家所教导的那样去忍受生命的无意义，而是忍受自己不能以合理的方式去把握生命之无限意义。意义比逻辑要深刻得多。

精神病专家一旦超出了超级意义的范围，迟早会被病人的问题难倒，我女儿6岁时就曾问我"为什么你总提到慈爱的主"，这个问题让我简直不知该怎样回答。当时我答道："几周前，你害天花，就是慈爱的主让你痊愈的。"但是小姑娘显然很不满意，反驳说："好吧，可也是他让我染上天花的呀，爸爸。"

不过，假如患者有坚定的宗教信仰，那么运用他的宗教信念来治疗或由此开发其精神资源是无可厚非的。要做到这一点，精神病专家就得设身处地为患者着想。我有一次就是这样做的。那一次是来自东欧的一个拉比找到我，向我讲述了他的故事。他的第一任妻子及其六个孩子都在奥斯维辛集中营被送进了毒气室，而现在的妻子又不能生育。我觉得生育不是生命唯一的意义，因为要是那样的话，生命本身就没有意义了。本身没有意义的事情，仅仅通过使其延续下去，并不能赋予其任何意义。但拉比是个正统的犹太人，犹太人都认为，死后假如没有亲生儿子为自己念诵祈祷文，这是人一生中最大的不幸，所以他觉得自己倒霉透顶了。

我没有放弃，我做了最后一次努力去帮助他。我问他是否想在天堂看到自己的孩子们。没想到我的这个问题让他痛哭不已，而他绝望的真实原因也浮出了水面：他解释说孩子们都是作为纯洁的殉道者而死的，在天堂里应该享有最崇高的地位，但是他自己是个年迈而有罪的人，不敢奢望能够拥有像孩子们那样崇高的地位。我反问："拉比，你能够利用多年遭受苦难的经历去净化自己，以便你也能像孩子们那样纯洁，能像他们那样在天堂里拥有崇高的地位，这难道不正是你活着的意义吗？《诗篇》(《圣经·旧约》) 中不是说过，上帝保存着你所有的眼泪吗？因此，你所有的痛苦未必都是没有意义的。"许多年来，他第一次通过我为他打开的新视野找到了解脱痛苦的方法。

生命之短暂

　　使生命丧失意义的事情，不仅包括痛苦，还包括死亡。我总是不厌其烦地说，生命中真正短暂的是潜力，一旦潜力得到了实现，那么在实现的那一刻它就成为了现实。它们被保存下来，成为历史，在那里它们得到了救赎，免除了短暂性。因为在历史中没有什么事情的失去是不可挽回的，所有的事情都无一例外地得到保存。

　　这样，我们存在的短暂性并不会使存在变得没有意义。但它的确构成了我们的责任，因为一切都取决于我们是否意识到必定短暂的可能性。人们总是在多种现实可能中做出选择，哪些可以不予理会，哪些应当努力实现，哪个选择一旦成为现实就变成了"时间驿站中不朽的印记"。在任何时候，人都必须决定哪些可能性将成为他存在的纪念碑。

通常，人们只想到短暂性本身，而不去想它之前有过的丰富果实，他曾经历的快乐和痛苦，曾经做过的许多事情。那一切都不会被否定，也不会被忘却。我应该说，"曾经存在"是最为确定的一种存在。

意义疗法因为牢记人类存在的短暂性，所以不是消极悲观的，而是积极向上的。我们形象地表达这个意思：悲观主义者好比一个恐惧而悲伤地看着墙上的挂历每天都被撕掉一张，挂历越变越薄的人；而积极地应对生活问题的人好比一个每撕掉一张就把它整整齐齐地摞在一起，还要在背面记几行日记的人。他可以自豪而快乐地回忆日记中所记下的所有充实的日子，那些他曾经有过的全部生活。即便他意识到自己老了，那又有什么关系呢？他没有必要嫉妒年轻人，更没有必要为虚度的青春懊悔。他为什么要嫉妒年轻人呢？嫉妒年轻人所拥有的可能性和潜在的远大前程吗?"不,谢谢你",他会这么想,"我拥有的不仅仅是可能性,而是现实性,我做过了,爱过了,也勇敢地承受过痛苦。这些痛苦甚至是我最珍视的,尽管它们不会引起别人的嫉妒"。

作为一项技术的
意义疗法

　　像对死亡这样的现实的恐惧是不可能通过意义疗法的心理剧来消除的。同理，像广场（旷野）恐怖症这样的神经官能性的恐惧也不能通过心理调适来治愈。但是，意义疗法发明了一项特别的技术来治疗这类病例。要了解适用这项技术时会发生什么样的情况，让我们先看看神经官能症患者经常出现的"预期焦虑"症状。这种恐惧症的特点是它恰恰造成了患者所害怕的情景。比如，害怕脸红的人在走进大厅、面对众人时，实际上更容易脸红。在这种情况下，我们可以将"愿望是思想之父"的说法修改为"恐惧本身是引起恐惧的事实之父"。

奇怪的是，跟恐惧能带来你所害怕之事一样，强迫性的愿望反而使你极为盼望的事情变得不可能。这种过度渴望在性神经官能症患者身上最为常见。男人越是想显示自己的性能力，或女人越是想表现自己性高潮的能力，就越不可能成功。快乐是（而且一直是）一种附加品，如果这种附加品本身成了目的，反而会受到减损。

另外，像上面所说的过度渴望（意义疗法称为"过度反应"）也可能是致病因素（就是说会导致疾病）。下面这个临床报告有助于说明我的意思。某年轻妇女找到我，主诉性冷淡。病历显示她在幼年时曾经受到父亲的性侵犯。但是，导致她性神经官能症的还不是幼年时期的那段经历。因为通过询问，我得知她是由于阅读了精神分析方面的读物才知道那段恐怖的经历终究会在日后显现其后果的。这一预期焦虑既使她过度渴望证实自己的女性能力，也使她过度渴望在性生活中以自我为中心而不是以对方为中心。这样，她就不能享受到性高潮带来的高峰体验，因为性高潮被作为目的而成为渴望的目标，而不再是忘我投入、献身于对方的副产品。经过简短的意义疗法治疗，患者的过度渴望和对自己体验性高潮能力的过分关注被"消减"了。在她将注意力调整到适当的目标即性伙伴身上后，她的性高潮就自发地出现了。①

意义疗法所谓"矛盾意向法"的技术基础源于以下两方面的事实：一方面，正是恐惧导致了所害怕的事情的出现；另一方面，过度渴望使其所希望的事情变得不可能。我早在 1939 年就在德国描述过矛盾意向法。② 我们可以利用这种方法，让患恐惧症的人关注他所害怕的事情，哪怕只是一小会儿。

---

① 为了治疗阳萎而开发的一些特别的技术意义疗法就是以过度意向（hyper-intention）和过度反思（hyper-reflection）理论为基础（具体内容参阅弗兰克尔在国际性期刊杂志上发表的"快乐主义和性神经官能病"）。当然，这些不能用于本章所说的技术性意义疗法的一部分。

② 参阅弗兰克尔，"Zur medikamentosen Unterstutzung der Psy-chotherapie bei Neurosen"，Schweizer Archiv fur Neurologie und Psychiatrie，43 卷第 26–31 页。

举个例子。一名年轻的医生由于害怕出汗来向我咨询。他只要一想到会出汗，马上就会大汗淋漓。为了切断这种恶性循环，我建议他在将要出汗时下决心让大家看看他是多么能出汗。一个星期后，他又来告诉我，只要他遇到了引发他预期焦虑的人，他就对自己说："以前我只出过12公斤的汗，这次我至少要在他面前出上120公斤的汗！"结果，遭受这种恐惧症折磨四年之久的他只用了一个疗程也就是一周的时间，就彻底摆脱了这种病症。

读者会注意到，这个过程实际是逆转患者心态的过程，直到他以相反的愿望取代原来的害怕。这样的治疗有效地降低了焦虑之帆上的风力。

不过，这样的治疗过程必须借助于人类特有的幽默感中的自我审视能力。运用意义疗法中的"矛盾意向法"的治疗手段激活了这种基本的自我审视的能力。同时，患者也就能够使自己远远地审视自己的神经官能症状。戈登·W.奥尔波特在《个人与宗教》一书说："学会自嘲的神经官能症患者可能就学会了自我管理从而治愈。"[1]
说的就是这个意思。矛盾意念法正是奥尔波特主张的经验
验证和临床应用。

还有更多的病例能够进一步证实这一点。某患者是名
簿记员，他看过许多大夫，去过许多诊所，但都没什么效
果。后来他到了我的诊所，极度绝望，主诉想要自杀。他
患书写痉挛症多年，最近情况变得更严重了，甚至面临着
被解雇的危险。只有迅速治好病，才能保住他的饭碗。爱
娃·科兹代拉医生首先建议患者：做与平常所做相反的
事，就是干脆不去想如何整齐漂亮地书写，而是尽可能地
去涂鸦。患者要对自己说："现在，我要让大家看看，我
是个多么糟糕的书写者！"在他想尽可能地乱涂时，反而
做不到了。"我试着去乱涂，但就是做不到。"第二天他
这么说。不到两天工夫，他就摆脱了病症的困扰，观察期
内也没有再犯。他又成了一个快乐的人，完全能够胜任目

---

[1]　纽约麦克米兰出版公司 1956 年出版，第 92 页。

前的工作。

还有一个病例是有关言语能力的。维也纳普利克里尼克医院喉科的一位同行给我介绍一名患者，是他从业多年来见过的最严重的结巴患者。这名患者从记事那天起一直受到结巴的困扰，只有一次例外。那是在他 12 岁时，他在公交车上逃票。售票员抓住他后，他想到唯一逃避处罚的办法就是引起售票员的同情，所以他竭力想让人家知道自己不过是个可怜的结巴孩子。但是当他想结巴的时候，却做不到了。他无意识地运用了矛盾意念法，虽然不是想治疗自己的病症。

不过，上述情况不应让读者留下这样的印象，那就是矛盾意念法只对单一的症状才有效。利用这种意义疗法，我在普利克里尼克医院的同事成功地治愈过最严重、病程最长的强迫性神经官能症。一名 65 岁的妇女，患盥洗强迫症有 60 年。爱娃·科兹代拉医生先用矛盾意念法对她进行意义疗法治疗，两个月后，患者恢复了正常的生活。她说，在被维也纳普利克里尼克医院收治之前，"生活对我来说是场噩梦"。出于对细菌的强迫性恐惧，她不得不整天待在床上，不能做任何家务。现在我还不能说她已经痊愈，因为她偶尔还会有强迫性意念。但是，她已经能够"嘲笑它"，也就是能够运用矛盾意念法了。

矛盾意念法还可以用来治疗睡眠障碍。对失眠的恐惧①对入睡的过度关注反倒让患者更加难以入睡。要克服这一恐惧，我通常建议患者不要试图入睡，而是试着做相反的事，就是尽可能晚点上床睡觉。换句话说，对入睡的过度关注会产生一种不能入睡的预期焦虑，因此必须运用矛盾疗法，以不睡觉来替代它，这样很快就会入睡了。

虽然矛盾意念法在治疗强迫性神经官能症和恐惧症方面有效，尤其是对预期焦虑症导致的病症有效，但它也不是万能药方。此外，它只是一种短期的治疗方法。不过，我们也不能因此得出结论，这种短期的治疗方法只具有临

---

① 即睡眠恐惧症，在多数案例中都是因为患者忽略了一个事实，人所需要的实际睡眠时间的长短是由机体决定的。

时性的治疗效果。已经去世的埃米尔·A. 古特尔曾经说过："弗洛伊德正统的一个最常见的错觉是对其治疗效果的长久性的错觉。"[①] 我的病历档案记载了 20 多年前对一名患者进行矛盾意念法治疗的医学报告。从那个病例看，疗效是永久性的。

最值得注意的一个事实是，不论病症的原因是什么，矛盾意念法都有效。这印证了埃迪斯·威斯科普夫－焦尔森的话："虽然传统的心理治疗法坚持认为治疗方法要以病因为基础，但有可能是某些特定的情况在患者童年时引起了神经官能症，而在其成年时期用完全不同的因素使其得到缓解。"[②] 至于神经官能症的确切原因，除了体质因素（不论是身体的还是心理的），像预期焦虑这样的反馈机制是不是重要的病理因素？特定的症状对应着某种恐惧，恐惧激发出症状，而症状本身反过来又强化了那种恐

---

① 《美国精神病学杂志社》10（1956）第 134 页。

② "Some Comments on a Viennese School of Psychiatry," The Journal of Abnormal and Psychology, 51（1955），701－703 页。

惧。在强迫性神经官能症病例中，我们可以观察到类似的因果链。在此类病例中，患者一直在与困扰他的意念做斗争。① 但是，他强化了它们的力量，因为压力增强了反压力。症状再次被强化！另一方面，一旦患者停止了和强迫症做斗争，转而以嘲弄的方式去取笑它——运用矛盾意念法——那么恶性循环就会终止，症状开始减轻，最终治愈。在比较幸运的病例（指没有存在之虚无的患者）中，患者能够成功地嘲笑其神经官能性恐惧，并完全忽视其存在。

正如我们看到的，应当运用矛盾意念法来对抗预期焦虑，用反应消除法对抗过度的意念及过度的反应。不过，除非将患者的注意力转移到其特定的生命使命上来，否则反应消除法最后也不可能起作用。②

---

① 通常这种行为都是由患者和某种恐惧驱使的，他的困扰表现出他对即将发生或已经发生的事情的极度紧张。病人没有意识到一种经验事实即强迫性精神官能症正在削弱他的精神病药物的作用。

② 这种判断可以从实验社会心理学的创始人之一弗劳德·亨利·奥尔波特的话中得到验证，"当人们的努力对抗转为无私的目标时，整个生活会变得更加美好，即使人的神经官能症从来没有完全消失"（op. 引自第95页）

打破恶性循环的，不是神经官能症患者的自我考量（无论是自我怜悯还是自我嘲弄），治疗的要义在于自我超越！

集体性神经官能症

　　每个时代都有它的集体神经官能症，因此每个时代都需要相应的特定心理治疗方法来进行治疗。现代的集体官能症——存在之虚无——可以被表述为私人和个人的虚无主义，虚无主义认为生命毫无意义。至于心理治疗，如果它自身不能摆脱当代虚无主义思潮的影响的话，那它永远也对付不了这种大范围的集体官能症。如果那样，它就只能是集体神经官能症的一个症状，而不能成为一种可能的治疗手段。心理治疗不仅反映了虚无主义的哲学，还相当不情愿甚至不明智地传递给患者一些关于人类的漫画式而非真实图景的东西。

首先，关于人类"无谓"——即人不过是生物、心理和社会条件的产物，或是遗传与环境相结合的产物的理论是很危险的。它使神经官能症患者更愿意相信自己不过是外部影响的工具和牺牲品，认为人类不自由的心理疗法强化了这种神经官能症的宿命论。

　　当然，人的生命是有限的，自由也是有限的。人的自由不是无条件的自由，而是针对特定条件采取某种立场的自由。正像我所说的："作为神经病学和精神病学两个领域的教授，我充分认识到生理、心理和社会的条件对于人的限制。但同时作为四个集中营的幸存者，我也亲眼见证了人在难以想象的最坏的境遇中勇敢面对和战胜各种厄运的能力。①

---

① 彩色电视电影《教学的价值视角》，好莱坞教学公司为加利福尼亚大学专科协会拍摄。

人们经常指责心理分析法是泛性论。我也曾怀疑这种指责是否有根据。但是，其中某种在我看来更加错误和危险的假定就是我所谓的"泛决定论"。我指的是那种认为人应当无一例外地抛弃自己做出选择的能力的观点。人不是完全受到限制和决定的。人是自己做出了是屈服于环境和条件还是勇敢挑战那些环境和条件的决定，换句话说，人最终决定着自己的命运。人不是简单地活着，而是时时需要对自己的前途做出判断，决定下一刻自己会成为什么样的人。

同理，每个人都有随时改变自己决定的自由。因此，我们只有在一项有关集体的统计调查中才有可能预测他的将来，但是个体的性格仍然是无法预测的。任何预测必定要参照生理、心理或社会的条件。但是，人的生命的一个重要特点是，他有能力超越这些条件。人能够力所能及地改变世界，并在必要时完善自我。

我给大家讲讲 J 医生的病例。他是我一生所见的唯一的能够称之为"刻薄狡猾"的人，一个魔鬼般的人物。当时，他被称作"斯泰因霍夫（维也纳的一家精神病院）的大杀人犯"。纳粹启动毒气杀人计划时，他虽然没有受到任何胁迫，却疯狂地实施分配给他的每一项任务，不放过任何一个精神病人，把所有人都送进了毒气室。战后，我回到了维也纳，打听 J 医生怎么样了。他们告诉我，他被俄国人关进了斯泰因霍夫的一个隔离监号，但第二天发现他牢房的门开着，人却不见了。后来我确信，他一定是在同伙的帮助下逃到南美或其他什么地方了。但是，后来奥地利的一名前外交官向我求医（此人在铁幕时期被关押多年，先在西伯利亚，后在莫斯科臭名昭著的卢比扬卡监狱)①。做过检查后，他突然问我是否认识 J 医生，在得到肯定回答后，他说："我在卢比扬卡监狱认识了 J 医生，他40岁时因膀胱癌死在了那里。临死前，他就像个圣人一样！他安慰每个人，道德境界达到了你能想象出的最高程度。他是我在漫长的监狱生活中遇到的最好的朋友！"

这就是 J 医生——斯泰因霍夫刽子手的故事。我们能够预测人的行为吗？我们可以预测机器的运转，甚至可以尝试预测人的精神活动的"动力论"机制。但人不仅仅有精神和心灵。

但是，光说人有自由还不够。自由只是故事的一半，真理的一面。自由是人的生命消极的一面，而其积极的一面就是责任。实际上，如果人不能负责任地生活，那自由会堕落为放任。这也是为什么我要说东海岸的自由女神像应该配上西海岸的责任女神像的原因。

---

① 译者注：Iron Curtain，译为"铁幕"，西方报刊及政界用语，指二战后前苏联及东欧国家为阻止同欧美各国交流而设置的一道无形屏障。

精神病学的信条

没有任何事物能使人完全丧失自由，因此，无论是神经官能症还是精神病患者都拥有一定的自由，不管这些自由是多么有限。精神疾病不可能触及患者人格的核心。

不可治愈的精神病患者也许没用，但他仍拥有人的尊严，这就是我的精神病学信条。没有这一条，我作为精神病学家就失去了价值。我是为了谁呢？仅仅是为了一个受损而无法修复的大脑机器？如果病人不再重要，那安乐死理应合法化。

精神病学的重归人性化

长期以来——实际上有半个世纪之久——精神病学试图将人的心理看作一种机制，因此，对精神疾病的治疗方法纯粹是在技术层面进行的。我认为，这个梦想已经破灭了。现在出现的不是心理药物方面的方法，而是人性化的精神病学方法。

但是，如果一个医生仍然自认为是技术员，那他就等于承认自己眼中的病人只是台机器，而不是患病的人！

人不是众多事物中的一种。事物相互决定对方，但人最终是自我决定的。他成为什么——在天赋与环境的限度内——是他自己决定的结果。比如在集中营，在活人实验室，我们亲眼目睹有人像猪猡，有人像圣人。人的内心里，这两种可能都有。最终表现出哪一种，是决定的结果，而不是环境的产物。

我们的概括是切合实际的，因为我们知道人本身是什么。说到底，奥斯维辛集中营的毒气室是人发明出来的，但是，心中默默祈祷着上帝而进入那些毒气室的也是人。

写在后面的话

1984

谨以此文纪念爱迪思·威斯科普夫·焦尔森医生，她早在 1955 年就在美国开始运用意义疗法，并在该领域做出了无法估量的贡献。

为悲剧性的乐观主义辩护

我们首先看看"悲剧性的乐观主义"该怎样理解。简单地说，它指的是即使身处"三重悲剧"当中仍然并且一直保持乐观的情绪。而所谓"三重悲剧"在意义疗法中包括了以下三种因素：（1）痛苦；（2）内疚；（3）死亡。本章提出的问题是，在上述情况下，人怎样才能乐观地生活下去？换言之，虽然生活充满了悲惨的因素，但它如何能够保持潜在的意义呢？总之，"面对生活中的一切，仍然对生活说'是'"（引用我用德文写的一本书的题记），就是假定在任何情况下生活都是有意义的，即便在极为悲惨的境地也是如此。而这反过来又假定人的创造力会将生活中的消极因素转化为积极或建设性的因素。也就是说，重要的是如何充分利用任何给定的处境，面对灾难而保持乐观。人类总是有能力（1）将人生的苦难转化为成就；（2）从罪过中提炼改过自新的机会；（3）从短暂的生命中获取负责任的行动的动力。

不过，应该记住的是，乐观主义不能通过命令获得。你甚至不能强迫自己在任何情况下对任何事情都无例外地保持乐观。对于行为来说是这样，对于"三位一体"中的另外两个因素，即信任和爱也是这样，它们也都不可能通过命令获得。

在欧洲人看来，美国文化的典型特点是人们一次又一次地被命令"幸福起来"。但幸福也不是能够强求的，它只能是结果。人们一定要有理由才能幸福起来。一旦找到了那个理由，他自然而然会感到幸福。人类不是在追求幸福，而是通过实现内在潜藏于某种特定情况下的意义来追寻幸福的理由。

对这种理由的需求在人类特有的另一种现象——笑——当中同样适用和存在。如果你想让某人笑，那你需要给他一个笑的理由，比如讲个笑话。要是你催促他笑，或让他催促自己笑，那他无论如何是不可能真正笑起来的。若是那样，无异于大家在照相机前齐声说"茄子"，只会在照片上显示出笑的模样，但那样的笑容是僵化而不自然的。

在意义疗法中，这样的行为模式被称为"过度意念"。它在性神经官能症（不论是性冷淡还是性无能）的发生过程中起着很大的作用。患者如果不是忘我地献身，而是直接地去追求性高潮，那么这种追求反而会让他得不到性快乐。说实话，所谓"快乐原则"实在是让人扫兴的。

个人一旦成功地找到了意义，那他不但会感到幸福，还会具备应对磨难的能力。如果某人追寻意义的努力最终失败了，那又会是什么情况呢？那可能引发致命的后果。比如，我们再来回忆一下像战俘营或集中营那样极端的处境。首先，正如那些美国军人告诉我的那样，他们会形成一种所谓的"放弃综合症"的行为模式。在集中营，这种模式的表现是，有人早晨5点拒绝起床干活，而是赖在牢房里，呆在满是屎尿的草垫子上。无论你警告还是威胁，统统都不管用。然后他们一般会拿出一支藏好的烟，开始抽。那一刻，你会明白：他会在48小时内死亡。意义的导向减弱了，结果是对即时快乐的追求占了上风。

这让我们不由地想到日常生活中常见的一种类似现象，就是那些自我标榜为"没有前途的一代"的年轻人。他们借以寻求安慰的不是香烟，而是毒品。

实际上，吸毒不过是一种更加广泛的社会现象，即由于存在需求之挫折引发并反过来成为我们工业社会普遍现象的无意义感。今天，不但是意义疗法专家惊呼无意义感成了神经官能症日益严重的诱发因素，正如斯坦福大学的厄尔文·D.亚罗姆在《存在之心理疗法》一书所说："在40个寻求治疗的患者中，有12个（30%）存在某种与意义有关的严重问题（由患者本人、治疗师或独立评估人判定)。"在数千英里之外的帕罗阿托，这个数字相差不到1%。近期的有关统计表明，在维也纳有29%的人抱怨自己的生活缺乏意义。

至于这种无意义感的原因，有人会说是人们的生活水平提高了，但生活目标却没有了。当然，也有人还吃不饱饭。我特别关注那些失业的人们。50年前，我发表了一份研究报告，是关于那些患有我称为"失业型神经官能症"的年轻抑郁症患者。当时，我发现这一病症是由于两方面的错误认知而导致的：一是错误地把失业和没用等同起来，二是把没用跟生活没有意义等同起来。结果，只要我成功地说服患者加入青年志愿者组织、接受成人教育或访问公共图书馆等等——换句话说，只要他们能用不花钱但有意义的活动填补大量空闲时间——他们的抑郁症状就消失了，虽然经济状况毫无改善，肚子仍然挨饿。的确，人不是光靠福利活着。

失业导致的神经官能症是由个人的社会经济条件引起的，还有一些抑郁症是由心理原因或生化条件导致的，相应地，我们应分别给予心理治疗或药物治疗。但是，只要是和无意义感有关的，我们都不要忽视或忘记一点，那就是，它不是一个病理问题，而是神经官能症的反应和表现，我甚至说是人性的体现。但是，虽然它并非由任何病理原因引起，但会导致病态反应，也就是说它潜在着病理性反应。看看年轻人当中普遍流行的集体神经官能症吧。大量经验证据表明，三大症状——抑郁、侵犯和成瘾依赖——都是由于意义疗法中所谓的"存在之虚无"即空虚感和无意义感导致的。

毋庸置疑，并非每一例抑郁症都是源于无意义感，抑郁有时导致的自杀也不都是因为存在之虚无。但是，即便不是所有的自杀都是出于无意义感，如果自杀者意识到某种意义的存在，他也会克制住终止自己生命的冲动。

既然一种强烈的意义导向在预防自杀中发挥着决定性作用，那么对那些有自杀倾向的患者应如何进行干预呢？我开始职业生涯不久，在奥地利最大的国立医院干了四年，负责收治严重抑郁症患者的病室，那些病人都有过自杀企图。在那四年间，我大概处理过 12000 名患者，积累了丰富的经验。每当我遇到有自杀倾向的抑郁症患者时，都会从他们的治疗经验中得到启发。我会向患者解释，那些自杀未遂的人后来都反复跟我讲没有死成对他们来说是多么幸运和幸福。数月或数年后他们会告诉我，他们的问题是有办法解决的，生命还是有意义的。我接着对患者说："即便一千个患者中只有一个出现了这样的转机，谁敢保证这种转机不会发生在你身上呢？但是首先你得活到那一天，所以你应该活着，等待那一天的到来，而且从今天开始，你就有责任活下去。"

至于集体神经官能症的第二大表现——侵犯——让我讲讲卡罗琳·伍德·谢丽芙曾经做过的一项实验。她曾让两组年轻人互殴，发现当他们致力于某个集体目标时——比如把运送食物的马车从泥泞中拖出来，互殴就慢慢停止了。他们会马上为一个不得不集体实现的意义而团结起来。

关于第三种情况即成瘾依赖，我想到安妮玛丽亚·冯·福斯特梅耶做出的结论，即 90% 的酒精依赖患者都有深刻的无意义感，斯坦利·克里坡纳的研究则表明，100%的毒品依赖患者认为"生活中的一切事情看来都没有意义"。

现在让我们回到意义问题本身。首先，我想澄清，意义治疗师关注的是人们一生中必须要面对的所有单个情境中内在和固有的潜在意义。因此，我在这里不打算将人的生命作为一个整体的意义进行阐述，虽然我不否认这样的总体意义也是存在的。做个类比，让我们看一场电影：它由成千上万个镜头组成，每个镜头都有其含义和意义，但是在看完最后一个镜头之前，整个电影的意义是不能确知的。但是，如果我们不能理解每个镜头的意义，那么对整个电影的意义也就无法把握。生命的终极意义难道不也是这样？只有在濒死之时人们才能揭示生命的全部意义，而这种终极意义也有赖于生命过程中尽其所能地实现每个单一情境的潜在意义。

事实仍然是，从意义疗法的角度看，意义及对意义的认识完全是实实在在的，而不是虚无缥缈的，或是藏在象牙塔里的。我对意义的认识——个人对特定情境的认识——介于卡尔·布勒尔概念中的"阿哈体验"与马克斯·维黑莫尔理论中"完形概念"的中间地带。对意义的认识与经典的"完形"不同，因为后者意味着某个"人"在"某个地方"的突然领悟。而对意义的认识在我看来最实在不过，就是意识到了现实背景下的某种可能性，或者通俗地说，意识到在给定情境下"能够做些什么"。

那么，人是如何找到意义的呢？正如夏洛特·布勒尔所说："我们能做的，不过是研究那些看来找到了生命意义的人和那些没有找到这种意义的人的生活。"除了这种图画式的方法，我们还可以采用生物学方法。意义疗法认为，良知是一种提示器，能够指示我们在特定情境中前进的方向。为了完成这样的任务，良知必须仔细衡量所处情境，按照一套标准和价值系统去评价它。但是，这些价值不能在意识层面上被我们发掘和采用，它们就是我们本来的面目。它们在人类进化的过程中积淀下来，以生物进化为基础，植根于生物学深处。康拉德·洛伦兹可能抱有类似的想法，他曾提出"生物学优先"的概念，当讨论我关于价值形成过程之生物性基础的观点时，他饶有兴趣地表达了自己的共鸣。无论如何，假如价值论的自我理解是存在的，我们可以假定它就存在于我们的生物学遗传之中。

正如意义疗法所宣扬的，找到生命之意义有三个主要途径。第一是创造或从事某种工作。第二是经历某种事情或者面对某个人，换句话说，不仅能从工作中也能从爱中找到意义。爱迪思·威斯科普夫－焦尔森就发现意义疗法中"体验同成功一样都具有价值的观念，是具有治疗作用的，因为它纠正了我们过度强调以内心经验为代价而获得外部成功的做法"。

不过，最重要的是第三个途径：即使是处于绝境的无助受害人，面对无法改变的厄运，仍能自我超越，并且以此改变自己。他能够把个人悲剧转化为胜利。爱迪思·威斯科普夫－焦尔森就表示希望意义疗法"可以帮助人们抵抗 20 世纪美国文化中某些不健康的潮流，在这种文化中，不可治愈的受害者没有机会为自己的痛苦感到骄傲，而认为它是耻辱，这导致他们不但不幸福，还为自己的不幸感到羞耻"。

我在一家综合性医院神经官能症科工作了 25 年，亲眼目睹了病人们能够将自己的困苦转化为人类成就的能力。此外，我们也能找到经验证据以支持这种人可以在痛苦中发现意义的可能性。耶鲁大学医学院的研究人员"对那些公开表示被俘期间虽然感到非常紧张——充满了虐待、疾病和营养不良及单独监禁——但是仍然从被俘经验中获得有益启发的越战战俘的数量之多感到吃惊"。

但是，"悲剧性的乐观主义"最有力的论据是拉丁文所谓的"偏见式论证"。比如，杰里朗就是"人类大无畏的精神力量"活生生的例证。援引《德克萨克纳报》的报道："三年前，杰里朗因一场车祸造成脖子以下高位截瘫，当时他只有 17 岁。今天，他能够用嘴叼着笔写字。他通过特制的电话参加了社区大学两门课程的学习。他通过闭路电视能够听课并参与课堂讨论。他还花了大量时间阅读、看电视和写作。"我收到过他的一封信，他在信中说："我觉得生活富有意义和目标。我在差点儿丧命的那一天采取的态度成了我对待生活的座右铭：我虽然折断了脖子，但我没有被生活打倒。我已经申请了第一门大学心理学课程。我相信，残疾只会增强我帮助他人的能力。我知道，如果没有那场灾难，我是不可能取得这样的进步的。"

这是不是说，要发现生命的意义，痛苦是不可或缺的呢？不是。我只是坚持一点：尽管痛苦是存在的，甚至说可以通过痛苦找到意义，条件是痛苦难以避免，正如本书第二章所说。如果它是能够避免的，那么消除它的原因才是有意义的事，因为遭受不必要的痛苦与其说是英雄行为，不如说是自虐。另一方面，如果你不能改变造成你痛苦的处境，那你仍然可以选择采取何种态度。残疾不是杰里朗选择的，但他选择了不让厄运摧垮自己。

如我们所见，首要的是创造性地去改变让我们遭受磨难的境遇。但最要紧的还是要知道如何承受不可避免的痛苦。实验性的证据表明，普通人也持有同样的看法。奥地利民意调查机构最近报告说，绝大多数被访者认为，最受尊敬的人既非艺术家也非科学家、政治家或体育明星，而是那些昂首征服厄运的人。

在讨论"三重悲剧"第二个方面即内疚时，我想撇开过去总是吸引我的一个神学概念，即"神秘之罪恶"，指的是由于不能完全追溯到生物学、心理学和（或）社会学原因而在最终的分析中仍然无法解释的犯罪。完全解释一个人的犯罪相当于开脱他的罪过，不是把他看成是一个自由而负责的人，而是有待修复的机器。即使是罪犯自己也厌恶这种解释，反而更愿意为自己的行为承担责任。在伊利诺伊州监狱服刑的一名"罪犯"给我写过一封信，谴责"罪犯从没有机会为自己辩解。人们总是为犯罪者提供无数个开脱自己的理由，当社会应该为犯罪事件负责时，受害者却往往成为了替罪羊"。我在给圣昆廷的犯人做报告时，告诉他们："你们跟我一样，也是人，因此你们是自由地做了违法的事情，成了罪人。不过现在你们有责任通过超越罪过、超越自己、重新做人而战胜它。"他们感到我理解他们。曾经服过刑的弗兰克尔·E. W. 给我写过一张便条，说："我参加了为出狱的重罪犯开设的意义疗法小组。我们有 27 人，后来者以我们最初的小组组员为榜样，一直远离监狱。只有一个人又犯了罪——不过他现在也出来了。"

至于集体罪过，我个人认为，让一个人为另一个人或多人组成的集体的行为负责，是完全没有道理的。二战结束后，我不厌其烦地公开反对集体犯罪的概念。但是，有时要破除人们的迷信需要很多说教技巧。一名美国妇女曾经质问我："你怎么还用阿道夫·希特勒的语言（德语）写书？"我反问她，你的厨房里有菜刀吗？她回答说有。我就显出不高兴的样子，吃惊地说："既然许多凶手都是用菜刀杀人，那你干吗还用菜刀呢？"她不再反对我用德语写作了。

悲剧三位一体的第三个方面涉及死亡，但是也涉及生命，因为生命的每时每刻都包含着死亡，而每一时刻都不会再重复。那么，生命的这种短暂性难道不是使我们尽量过好生命中的每一刻的最好提示器吗？它肯定是的，因此我提出一个忠告：尽情享受你现在的生活，就像是在活第二次，不要像你的第一次生命那样，错误地行事与生活。

实际上，正确行事的机会和实现某种意义的潜在可能性都受到我们的生命之不可逆转性的影响。但同时，那种潜在可能性本身也受到这种影响。一旦我们利用了某个机会，实现了某种意义，我们就把事情办成了。我们将它拯救到过去，让它安全地保存在过去之中。在过去，没有任何事情是不可逆转地失去了的，恰恰相反，每样事情都被珍藏得很好。当然，人们一般只看到生命的短暂，而忽视和忘记了过去的辉煌，在那里他们收获过自己的生命：信守的诺言、付出的爱及勇敢而有尊严地忍受过的磨难。

由此大家可以看到，没有任何理由去怜悯老年人。相反，年轻人应该嫉妒老年人。虽然老年人没有了机会、没有了将来的可能性，但他们拥有比这多得多的财富。他们拥有保存在过去的成就——那些他们已经实现了的潜力和已经完成了的意义——而任何事情、任何人都不能从过去夺走这些财富。

鉴于人们仍有可能在磨难中找到意义，那么生命之意义简直就是无条件的，至少从潜在意义上讲是这样。无条件的意义伴随着每个人无条件的价值。正是这种价值使人的尊严具有了持久性。正如任何情况下生命都具有潜在的意义一样，每个人的价值也一直与他（她）同在，因为这是基于他或她过去实现了的价值，而不论他或她现在是否还有用。

还有，人的有用性是从能够为社会做贡献的角度来定义的。但是，今天社会的特点是看重成功，因此尊崇年轻人。这实际上忽略了那些不再年轻的人的价值，并且模糊了尊严意义上的价值与有用性意义上的价值之间决定性的差别。如果一个人不认可这种差别，认为个人的价值仅仅源于他当下是否有用，那么，请相信我，这种人也许不会像希特勒那样，但有可能用安乐死的方式执行屠杀，也就是"慈善"地杀死所有那些因年迈、疾病、精神障碍或其他各种疾患而丧失社会有用性的人。

将人的尊严与有用性混为一谈，是概念混乱，而这种混乱反过来可追溯到当下泛滥的虚无主义思潮。即便在训练分析的场合也会发生这种情况。虚无主义不仅狡辩存在是虚无，甚至声称一切都无意义。乔治·A. 斯塔根特在推广"习得的无意义"概念时所言是对的。他记得某位分析师对他说过："乔治，你必须认识到世界是个玩笑。没有所谓的公正，一切都是偶然。只有当你意识到这一点，你才会明白，把自己当个人是多么傻。宇宙之中没有任何宏伟的目的，它不过是存在而已。你今天所做的任何决定都是没有意义的。"

不能将这个批评普遍化。从原则上讲，训练是必不可少的，但若是如此，治疗师就该明白自己的责任是使患者摆脱虚无主义，而不是向其灌输犬儒主义①以对抗虚无主义。

---

① 译者注：犬儒主义，古希腊四大学派之一，主张清心寡欲，鄙视荣华富贵，力倡回归自然。

意义疗法甚至与其他心理分析学派所规定的训练和特许条件是一致的。换言之，你可以冲着狼嚎叫，但你在这样做时应当是一只披着狼皮的羊。没有必要背离意义疗法对人的基本观念和生命哲学原则的内在认识。伊丽莎白·S. 卢卡斯曾经说过："在整个心理分析史上，没有哪个学派像意义疗法那么切合实际。"有鉴于此，信守它并不难。在意义疗法第一次世界大会上（加利福尼亚圣地亚哥，1980 年 11 月 6~8 日），我不光强调要使心理治疗重归人性化，还提出要使意义疗法"去权威化"。我不想培养学舌的鹦鹉，而是想将"独立的、富有创造性的精神"之火炬传递下去。

弗洛伊德曾经说过："要是将一定数目的形形色色的人置于饥饿状态，随着饥饿的加剧，他们所有的个人差别都会泯灭，取而代之的将是相同的饥饿表情。"谢天谢地，弗洛伊德没有亲身感受集中营的生活。他的主题都集中在维多利亚风格的松软沙发上，而不是奥斯维辛肮脏的集中营里。在集中营，个体的差别并没有泯灭，相反，人们的差异性变得更大。大家谁也不想掩饰什么，不管是猪猡还是圣人。今天，你在说"圣人"一词时不再需要迟疑：想想马克西米连·科尔比神甫吧，在奥斯维辛，他先是挨饿，后来被注射毒药后杀害，1983 年被尊为圣人。

　　你们也许会责怪我举了这样极端而违反常理的例子。但是，"所有伟大事情之难以实现，一如其难以找到"，斯宾诺莎的《伦理学》的最后一句话这样说。当然，你们可以追问，我们是否真的需要求助于"圣人"？难道援引"体面的普通人"不够吗？的确，圣人毕竟是少数，而且他们总是少数。不过，我从中看到了一个挑战，那就是加入他们的少数派。虽然世界的状况不妙，但是，如果我们都不努力做得最好，那它只会越变越糟。

　　所以，让我们警觉起来——从两个方面：

　　因为有了奥斯维辛，我们知道了人能够做什么。

　　因为有了广岛，我们知道人正处于什么样的危险之中。

后记

威兼·温斯莱德

　　2006 年 1 月 27 日是奥斯维辛集中营解放 61 周年纪念日，曾经有 150 万人在那里死去，世界各国都在举办各种活动来纪念大屠杀。几个月后，他们还可能庆祝那一恐怖时期流传下来的最不朽作品的出版。它就是 1946 年出版于德国的《一个心理学家在集中营的经历》，后来它被改名为《对生命说'是'》，再版时增补了"意义疗法导论"和介绍"悲剧性的乐观主义"的"写在后面的话"（或者说在面对痛苦、内疚和死亡时如何保持乐观）。本书的英译本最初出版于 1959 年，书名为《活出生命的意义》。

这部作品销售已达 1200 多万册，被翻译成 24 种语言。1991 年国会图书馆及每月好书俱乐部做过一项问卷调查，询问读者"哪本书改变了你的生活"，结果显示《活出生命的意义》名列"美国最有影响力的十大图书"之列。它曾激励过宗教的和哲学的思想家、精神卫生专家、教师、学生和各行各业的普通读者。许多大学、研究生院和高中都指定它为学生心理学、哲学、历史、文学的读物和从事大屠杀、宗教及神学方面研究的参考书。它何以具有如此广泛的影响和如此长远的价值呢？

维克多·弗兰克尔的生活几乎涵盖了整个 20 世纪。他于 1905 年出生，1997 年去世。3 岁时，他决心要做一名医生。在自传体回忆录中，他回忆说自己很小的时候就会"花几分钟时间琢磨生命的意义，尤其是未来日子的意义及其对我的意义"。

十几岁时，弗兰克尔沉迷于哲学、实验心理学和心理分析。高中时，为了补充课堂知识，他参加了成人教育课程，开始与弗洛伊德通信，后者曾将弗兰克尔的一篇文章投给了《国际心理分析杂志》。该杂志后来发表了那篇文章，那年弗兰克尔只有 16 岁。同年，他参加了一个成人教育的哲学研究小组。导师非常欣赏弗兰克尔的超常智力，邀请他就生命之意义做一场演讲。弗兰克尔告诉听众："我们自己必须回答生活向我们提出的那些问题，而要回答那些问题，我们就必须担负起生活的责任。"这一信念成了弗兰克尔个人生活和专业研究的基石。

受弗洛伊德的影响，还在读高中的弗兰克尔决定做一名精神病学家。有同学说他有帮助他人的天赋，这使他意识到自己不仅在诊断心理问题方面有独到之处，还擅长发现人的行为动机。

弗兰克尔的第一份咨询工作完全是自己创业——他创立了维也纳第一个私人的青年咨询项目，专门做问题青少年的工作。从 1930 年到 1937 年，他在维也纳大学诊所担任精神病专家，负责照顾自杀未遂的病人。他试图帮助病人，为抑郁症患者和心理疾病患者找到赋予生活意义的办法。1939 年，他成了维也纳唯一的犹太医院——罗斯柴尔德医院神经官能症科的主任。

二战最初几年，在罗斯柴尔德医院的工作在一定程度上保护了弗兰克尔及其家庭免遭驱逐。但是，在国家社会党政府关闭了医院以后，他意识到自己极有可能被送到集中营。1942年，驻维也纳的美国领事通知他可以申领到一个美国签证。虽然逃出奥地利意味着他有可能完成意义疗法的专著，但他还是决定放弃这个机会：他觉得为了自己那些年迈的患者，他应该留在奥地利。1942年9月，弗兰克尔及其全家被逮捕并驱逐出境。弗兰克尔在以后的三年里先后被关押在奥斯维辛、达豪等四个集中营。

重要的是，弗兰克尔的牢狱生涯并不是他写作《活出生命的意义》一书的唯一动力。在被驱逐之前，他就开始思考对意义的追求乃至精神健康和人类繁荣之关键等问题了。作为犯人，他突然被迫估量自己的生命是否还有任何意义。他能够幸存下来是求生的意志、自我保护的本能、正派人给予的一些帮助及精明等因素综合作用的结果。当然也有赖于运气，比如他被关押在什么地方、看守的脾气、在哪里排队以及该相信谁等等。不过，要战胜集中营生活的屈辱感和被剥夺感还需要别的因素。弗兰克尔不断地从人类特有的能力，如天生的乐观主义、幽默、心理审视、短暂的独处、内心的自由和决不放弃也决不自杀的意志力中获得力量。他认识到自己必须努力为未来而活下去，也从对妻子的爱、要完成自己的意义疗法著作的强烈愿望中汲取力量，还从艺术和大自然瞬间的美丽中发现了意义。最重要的是，他意识到，不论发生什么，他仍有自由去选择如何应对苦难。他把这不仅看作一个选择，而且是"担当自己生活重负"的责任。

有时，弗兰克尔的观点是富有启发性的，比如他对濒死病人和四肢瘫痪病人如何接受厄运所做的解释。还有些观点反映了他远大的抱负，比如一个人通过"努力为有价值的目标和自由选择的任务奋斗"能够发现生命的意义。他告诉我们，存在之挫折如何激发一名不幸的外交官去寻找更适合自己的新职业。弗兰克尔还通过更多的道德劝戒呼唤人们注意"每个人的现状与未来之间的差距"以及

"人是负责任的，应当实现自己生命的潜在意义"。他视自由与责任为一枚硬币的两面。面对美国听众，他爱说这样一句话："我建议在西海岸立一尊责任女神像以衬托东海岸的自由女神像。"他说，要实现个人的意义就必须超越主观的快乐，办法是去做某件"为了某事或者他人的事，或者献身于某种事业或所爱的人"。弗兰克尔自己本来可以安全地逃往美国，但为了照顾父母他选择留在了维也纳。他曾经跟父亲待在同一个集中营里，想方设法给父亲弄到一些吗啡以减轻其病痛，在父亲临终时，他守护在父亲身边。

即使在充满沮丧和悲伤时，弗兰克尔的乐观主义及其对生活一贯的执着使他坚信：希望和积极的能量能够化挑战为胜利。在《活出生命的意义》中，他提出："苦难不一定是追寻意义所必须的，但尽管有苦难，生命仍然可能有意义。"他接着说，"承受不必要的苦难与其说是英雄行为，毋宁说是自虐"。

20世纪60年代中期，我第一次阅读《活出生命的意义》，当时我是哲学教授。一位曾经被关押在纳粹集中营的挪威哲学教授向我推荐这本书。我的这位同事表示他非常赞同弗兰克尔的观点：滋养内心的自由，拥抱自然、艺术、诗歌和文学之美，感受对家庭和朋友的爱，是十分重要的。但是其他个人选择、行动、关系、爱好甚至简单的快乐也能赋予生命以意义。那么，为什么一些人觉得自己如此空虚？弗兰克尔的智慧尤其值得一提：这就是个人如何看待各种挑战与机遇的态度问题。积极的态度既可使人备感欢乐与满足，也能使人经受苦难和挫折。消极的态度则会加剧痛苦，削弱快乐、幸福和满足感，甚至导致抑郁或疾病。

我的朋友也是从前的同事诺曼·寇森斯一直在不倦地宣扬积极的情绪在促进身体健康方面的价值，他警告说，消极情绪可能损害健康。虽然有人批评他的观点过于简单化，但是后来的心理神经免疫学的研究成果证实，积极的情绪、期待和态度能够增强我们的免疫系统。这一研究也强化了弗兰克尔的信念：人对待一切事情——不论是生死攸关的挑战还是日常琐事——的积极态度有助于成就我们生命的意义。弗兰克尔努力宣传的这一简单真理对每个有幸倾听他讲话的人都会产生深刻影响。

人类做出的选择应该是积极的而不是消极的。在做出个人选择时，我们肯定了我们的自主性。"一个人不是万物之中的一物，物是相互决定的，"弗兰克尔写道："但人最终是自主决定的。他现在成为什么——在天赋与环境的限度内——都是自主决定的结果。"比如，绝望的阴云会毁灭一名在约姆·奇坡尔战役中失去双腿的年轻以色列士兵的生命，他陷于抑郁而企图自杀。有一天，一个朋友注意到他变了，他的面容从沮丧变得庄严而神气。士兵就是因为阅读了《活出生命的意义》一书才发生如此巨大的转变。得知这名士兵的故事后，弗兰克尔对"有这种自我阅读疗法——通过阅读而治愈的事情"感到吃惊。

弗兰克尔的评论表明了《活出生命的意义》何以对众多读者有如此巨大的影响力。面临挑战或危机的人可能会向家庭、朋友、治疗师或神父寻求建议和帮助。有时这样的建议是管用的，有时候则不然。面对困难抉择的人也许不能完全意识到自己的态度对必须要做的决定有多大程度的影响。弗兰克尔给那些追寻生存困境之答案的读者提出一个关键性指令：他不是告诉人们该做什么，而是告诉人们为什么他们必须那么做。

1945年，弗兰克尔从图尔克海姆集中营获救后（他差点因伤寒死在那里），发现自己极为孤独。8月，他回到维也纳的第一天就得知怀孕的妻子逖丽因疾病和饥饿惨死于集中营。其父母和弟弟也是一样。他强忍失去亲人的悲痛和无比的忧郁，决定留在维也纳，重操精神病学家的旧业——当那么多人尤其是犹太心理分析家和精神病学家移居别国时，这样的决定是非同寻常的。他这么做的原因可能有几个：他觉得离不开维也纳，尤其离不开那些战后需要他帮助的精神病患者。他也坚信和解而非复仇。有一次他曾说，"我忘不了别人给过我的恩惠，也不抱怨别人对我做过的坏事"。他摒弃集体罪恶的观念。他知道维也纳的同事和邻居可能知晓甚至参与了对他的迫害，但他不强求他们为什么没有加入抵抗运动或以死抗争，相反，他深信，即使是邪恶的纳粹罪犯或看起来没救的疯子也有某些潜在的通过做出负责任的决定而超越罪恶或疯癫的可能性。

他全身心地投入工作。1946 年，他重写了在第一次被驱逐时毁掉的书稿（《医生与灵魂》），同年——仅用了 9 天——他完成了《活出生命的意义》。他希望通过自己的著作治愈个人的异化和文化的偏差，这种异化和偏差困扰着许多人，使他们感到"内在的空虚"或"自我的虚无"。也许这一系列活动也让弗兰克尔恢复了对生命意义的把握。

两年后，他与埃丽诺·辛德特结婚，她跟他的前妻一样，也是名护士，不同的是她信奉犹太教，而遂丽信奉天主教。这或许只是小小的巧合，但这符合弗兰克尔的特点：他接受某个人，不是看他的宗教信仰或世俗信念。他尊重每个人的独特性和尊严，从他对弗洛伊德和阿德勒的尊敬可以看出来。尽管他不同意他们的哲学和心理学理论，他还是很珍惜与哲学家们的个人关系。这些人各有特点，包括前纳粹同情者马丁·海德格尔，主张追究集体罪恶的卡尔·雅斯伯斯，天主教哲学家和作家加布莱尔·马塞尔等。作为精神病学家，弗兰克尔一直避免公开提及自己的宗教信仰。他喜欢说精神病学的目的是灵魂的治疗，而灵魂的拯救是宗教的事情。

他担任维也纳普利克里尼克医院神经官能症科主任长达 25 年之久，为专业人士和普通读者写了 30 多部著作。他在欧洲、美洲、澳洲、亚洲和非洲广泛游历讲学，在哈佛大学、斯坦福大学和匹兹堡大学担任教授，还是美国圣迭戈国际大学意义疗法的杰出教授。他与政治家、哲学家、学生、老师，甚至教皇保罗二世这样的世界领袖以及读过他的书并深受启发的人会谈。即使在 90 多岁时，他仍然跟世界各地的来访者交谈，每周都要亲自回复数百封来信中的一部分。29 所大学授予他名誉学位，美国精神病学会还授予他奥斯卡·普菲斯特奖。

作为治疗精神病的一种方法，意义疗法运用存在之分析帮助患者解决自身的情感冲突，这是弗兰克尔首创。他鼓励许多治疗师探究患者过去或当下的问题，通过治疗师做出个人的选择和承担自己的职责来帮助患者选择富有成果的未来。他对人性的洞察通过他多产的著作、富于感染力的演说和个人魅力影响了几代治疗师。他激励别人创造性地去运用存在之分析而不是死守教条。他表示，治疗师应当关注患者个人的特殊问题，而不是从抽象的理论中推导。

尽管日程紧张，弗兰克尔还要挤出时间学习飞行课程，享受其终生的爱好——登山。他开玩笑说，弗洛伊德和阿德勒的"深度心理学"强调切入患者的过去和潜意识的直觉与希望，而他不是，他奉行的是"高度心理学"，注重的是个人的前途和有意识的决定和行动。他的心理治疗方法强调来帮助别人通过自我超越而达到人生意义的新高度，这些是通过积极的努力、适当的方法、接受限制以及明智的决定来实现的。他的目的是启发人们认识到自己的能力，认识到应该运用自己选择的能力去实现个人的目标。在写到"悲剧性乐观主义"时，他提醒我们"世界的状况不妙，但是除非我们每个人都竭尽所能，否则一切会越变越糟"。

有一次，有人请弗兰克尔用一句话概括他本人生命的意义。他把回答写在一张纸上，让学生们猜他写下了什么。经过安静的思考，一名学生的回答让弗兰克尔大吃一惊。那名学生说，"您生命的意义在于帮助他人找到他们生命的意义"。

"一字不差，"弗兰克尔说，"你说的正是我写的。"

威廉·J. 温斯莱德是哲学家、律师和心理分析家，在得克萨斯大学设在加尔维斯顿的医学院和休斯敦大学法学研究中心教授精神病学、医学伦理学和医学法理学。

图书在版编目（ＣＩＰ）数据

活出生命的意义 / (美) 维克多·E. 弗兰克尔 (Viktor. E. Frankl) 著；吕
娜译 . -- 北京：华夏出版社，2018.1（2022.2重印）

书名原文：the man who search meaning

ISBN 978-7-5080-9349-9

Ⅰ.①活… Ⅱ.①维… ②吕… Ⅲ.①精神疗法Ⅳ.① R749.055

中国版本图书馆 CIP 数据核字 (2017) 第 261869 号

北京市版权局著作权登记号：图字 01-2017-1761 号
中文简体字翻译版由华夏出版社出版

活出生命的意义

作　　者	[美] 弗兰克尔	印　　刷	三河市少明印务有限公司
译　　者	吕　娜	装　　订	三河市少明印务有限公司
责任编辑	朱　悦　王凤梅	版　　次	2018 年 1 月北京第 1 版
美术设计	房海莹		2022 年 2 月北京第 9 次印刷
责任印制	刘　洋	开　　本	880×1230 1/32 开
		印　　张	7
出版发行	华夏出版社有限公司	字　　数	101 千字
经　　销	新华书店	定　　价	36.00 元

华夏出版社有限公司

网址:www.hxph.com.cn 地址：北京市东直门外香河园北里4号 邮编：100028
若发现本版图书有印装质量问题，请与我社营销中心联系调换。电话：（010）64663331（转）